KB104310

한 번의 성형수술
평생을
좌우한다

두렵지만 예뻐지고 싶은 당신에게

한 번의 성형수술
평생을
좌우한다

두렵지만 예뻐지고 싶은 당신에게

김인규 지음

아마존북스

단 한 사람에게라도
도움이 된다면!

성형외과 전문의로 많은 고객들을 만났습니다. 사회적으로 주목을 받는 직업이자 상업적으로 포장된 이미지가 강해 그리 좋은 평가를 받기 어려운 진료 분야이기에 의사로서의 거창한 사명감 같은 것보다는 투철한 직업의식으로 지역 사회에서 신뢰받는 의사가 되기를 소망해왔습니다.

고객들을 대할 때마다 단순히 '원하는 수술을 한다'는 생각보다는 역지사지의 입장에서 '과연 필요한가?', '어느 정도까지 가능한가?'에 대한 솔직한 공감을 주기 위해 나름 노력하고 있습니다. '성형수술이 자신감을 찾아줄 수도 있다'라는 거창한 미명 아래 나름 생각의 자세를 가다듬고 또 가다듬어 왔습니다.

세상 모든 일이 그렇듯이 만족스런 결과와 고객의 자신감을 찾아주기 위해서 꼭 필요한 것은 저의 '능력'과 '소통'이었습니다. 그러나 최선의 결과를 내기 위한 능력과 현실적으로 원하는 것을 실현하기 위한 소통을 접목하는 것은 사실 쉽지 않은 과제입니다.

　　특히 '원하는 것'과 '필요한 것'의 차이에서 공통의 분모를 찾는 소통은 많은 정보의 공유가 필요했습니다.

　　설명이 많은 의사를 싫어하는 고객은 없을 것이라고 생각합니다. 아이러니하게도 성형외과는 설명의 가치가 더욱 빛나고 소통이 반영될 때 결과가 남다를 수밖에 없지 않을까 생각합니다.

　　'무엇을 원하는가?'

　　'무엇이 고민인가?'

　　충분한 소통 후에도 수많은 질문의 과정이 있었습니다.

　　'꼭 필요한가?'

　　'원하는 방향이 맞는 방향인가?'

　　'인상이 바뀌거나 나빠지는 것은 없는가?'

　　'기술적으로 더 이상 최선의 방법은 없는가?'

중요한 것은 좋은 성형 기술은 행복한 결과를 위한 하나의 수단일 뿐 필요충분조건은 아니라는 것입니다.

결국 환자의 마음에 충분한 납득이 갈 만하면서 예측되는 결과를 얻어야 수술 후 결과를 좋게 받아들일 수 있게 되고, 몸도 마음도 이전과 이후가 확실히 달라져 자신감을 찾게 된다는 것입니다. 의사도 사람이기에 고객이 행복해야 함께 행복해지는 것 같습니다.

성형 전문의로 고객들과 만나온 시간이 쌓이면서, 넘치는 홍보글 속에서 정보의 옥석을 가리지 못하던 고객들에 대한 안타까움도 함께 쌓여 갔습니다. 병원 홍보를 대부분 의사가 아닌 홍보 전문가가 하기 때문이 아닌가 생각합니다.

아주 단순하게 '고객들과 함께 나누었던 소중한 정보들을 직접 공유해보면 어떨까?'하는 생각으로 'Doctor로 살아가기(blog.naver.com/msplastc)'라는 블로그에 연재하기 시작하였고, 25편이나 되는 글이 모였습니다. 그리고 오랜 시간 정성을 기울이다 보니 한 권의 책으로 결실을 맺게 되었습니다.

이 책은 대단한 성형 비법을 담은 책은 아닙니다. 자신감을 찾고 싶은 수많은 사람들이 궁금해할 만한 내용을, 정보 전달이라는 관점에서 보다 객관적이고 정확하게 전달하려고 노력했습니다.

두렵지만 성형수술을 통해 자신감을 찾고 싶은 이들 중, 단 한 사람에게라도 올바른 결정에 도움이 된다면 글을 쓴 보람이 있을 것 같습니다.

성형외과 전문의 김인규

차 례

프롤로그 · 단 한 사람에게라도 도움이 된다면! … 04

CHAPTER 1 자연스러운 동안의 핵심
눈밑 큐트 라인

01 얼굴 지방이식술이 때로는 부자연스러운 이유는 … 14

02 동안의 핵심은 다크서클이 없는 애교살 … 24

03 장안의 화제인 '눈밑 지방재배치'란 … 32

04 눈밑 성형, 골든타임이 중요하다 … 40

05 하안검 성형에서 수술 숙련도가 중요한 이유는 … 46

CHAPTER 2 쌍꺼풀과 눈트임 성형에 대한
허와 실

01 나에게 맞는 쌍꺼풀 방법? 병원마다 얘기가 다른 이유 ⋯ 56

02 쌍꺼풀 수술 시 '눈매교정'은 필수일까 ⋯ 65

03 '비절개 눈매교정'은 '매몰법'과 어떻게 다를까 ⋯ 73

04 눈썹 모양이 동안 눈 성형의 핵심이라고 ⋯ 82

05 인-아웃 라인 쌍꺼풀? 디자인만의 문제가 아니다 ⋯ 89

06 눈 커지고 싶은 욕구가 만들어낸 눈트임 성형 ⋯ 96

CHAPTER 3　자연스럽고 예쁜 얼굴 윤곽선을 찾기 위한
올바른 노력

01　점점 큰 수술이 되어가는 최근 코 성형의 허와 실 ⋯ 106

02　코 길이 연장술은 코 성형의 만능해법이 아니다 ⋯ 117

03　안면 윤곽에서 핵심인 턱끝 성형 ⋯ 126

04　볼 처짐이 없는 광대축소술이 되려면 ⋯ 134

CHAPTER 4　나이 들어 보이는 얼굴에 대한
다양한 해법

01　종류도 많은 실 리프팅 과연 체감할 만한 효과가 있을까 ⋯ 142

02　인디언주름, 팔자주름 자꾸 채워 넣다보면 ⋯ 150

03　나이가 들면서 커진 얼굴 윤곽과 늘어진 볼살이 고민이라면 ⋯ 156

04　귀족 성형? 안면거상술? 팔자주름을 과연 해결할 수 있을까 ⋯ 165

05　쁘띠 성형 허와 실을 알아보자 ⋯ 172

06　얼굴 지방이식술 결과에 미치는 요인은 ⋯ 180

CHAPTER 5 　중년의 몸매와 얼굴 색소 고민, 그냥 두고
볼 수만은 없지!

01 지방흡입 비용 왜 병원마다 다를까 … 190

02 레이저 토닝 치료 효과를 결정하는 포인트는 … 198

03 자연스러운 물방울 모양의 가슴, 근막 밑의 숨은
　　공간을 노려라 … 207

04 자신감 상승을 위한 선택! 액취증, 여유증, 부유방 성형 … 219

에필로그 … 226

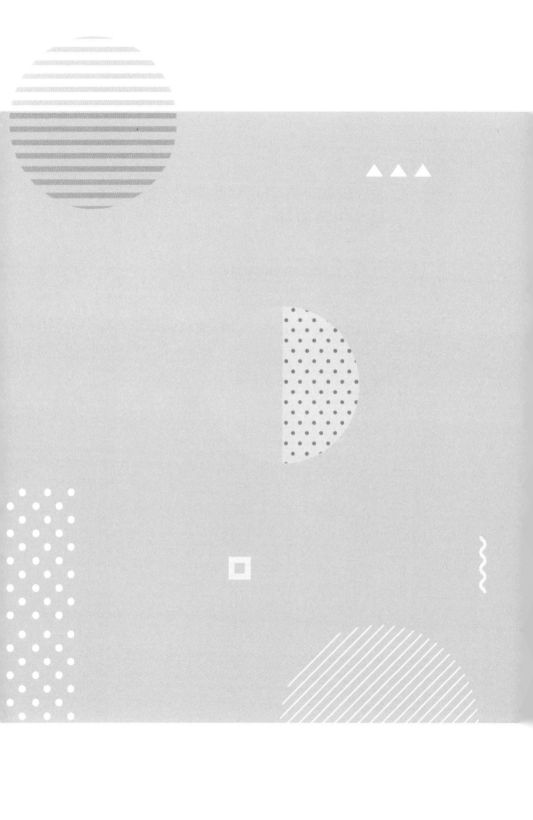

CHAPTER 1

자연스러운
동안의 핵심
눈밑 큐트 라인

01 얼굴 지방이식술이 때로는 부자연스러운 이유는

▶ ▶ ▶ ▶ ▶ "성형수술을 하면 왜 어색해 보일까?"

최근에 재미있는 기사를 보게 되었다. 중국에 있는 어떤 예술대학원에서 "성형수술을 한 사람은 뽑지 않겠다"고 선언한 것이다. "미묘한 연기를 하는 데 성형수술이 필연적으로 표정근에 악영향을 줄 수 있다"는 이유에서였다. 내용도 흥미롭지만 일부 공감 가는 부분도 있었다. 지방이식술이 잘못 시술될 경우, 성형수술 후 얼굴 전체를 어색하게 만드는 핵심요소가 될 수도 있기 때문이다. 이는 표정근을 덮을 정도로 과다한 볼륨의 지방이식도 문제이지만, 성형수술의 순서를 지키지 않은 게 더 큰 원인일 수 있다.

얼굴 지방이식술을 고려하기 전에는 반드시 눈밑의 노화상태와 볼살의 처진 정도를 체크해야 한다. 눈밑에 다크서클이 심하고 눈 밑 지방이 불거진 경우, 고랑을 메운다는 생각으로 지방이식술을 우선적으로 하는 시도는 매우 안 좋은 선택이자 어색한 결과를 내는 핵심 지름길이다. 그 이유는 차근차근 얘기해 보기로 하자.

또한 얼굴 노화의 특성에 대해 알 필요가 있다. 나이가 들면 얼굴이 처지면서 볼이 꺼지게 된다. 처진 살 때문에 얼굴선이 울퉁불퉁해지니까 볼륨을 채워 넣을 생각만 하고 얼굴의 무게중심이 내려갔다는 것은 간과하기 쉽다. 얼굴 중심이 내려온 상태에서 볼륨을 넣으면 결과적으로 얼굴의 전체 밸런스가 깨질 수 있다. 고려청자와 조선백자를 연상하면 될 것 같다. 고려청자는 상대적으로 곡선이 위에서 아래로 자연스럽게 내려오고 처지지 않는 느낌

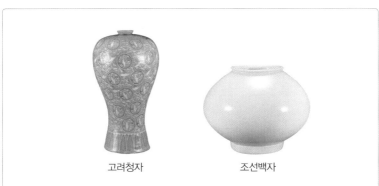

고려청자   조선백자

처진 얼굴의 꺼진 볼에 리프팅없이 지방 등의 볼륨 주입만을 과하게 시행하게 되면 조선백자처럼 아랫부분이 처진 느낌의 큰 얼굴이 될 수도 있다.

을 준다. 조선백자는 무게중심이 아래에 형성된 곡선 형태이다.

만약 처진 얼굴의 꺼진 볼에 볼륨을 많이 넣으면 조선백자처럼 어색하고 아랫부분이 처진 느낌의 큰 얼굴이 될 수밖에 없다. 이러한 결과는 미적인 과도한 욕심과 병원의 미적 감각의 결여가 낳은 결과라고 볼 수밖에 없다.

동안을 만들어주는 큐트 포인트

나이가 들면 얼굴의 피하 지방이 얇아지면서 광대가 더욱 솟아나 보인다. 또한 사각턱은 도드라지고 볼살이 꺼지는 등의 변화는 누구에게나 예외가 없다. 얼굴의 노화는 시원시원한 외모이든 서구형의 미인이든 마찬가지로 겪는 일이다. 그래서 나이가 들면 많은 사람들이 처짐 없고 볼륨 있는 동안을 갖고 싶어 한다. 하지만 지방이식술을 잘못하면 오히려 얼굴이 망가질 수도 있다. 지방이식으로 큐트 포인트까지 살려 볼륨 있는 동안으로 만드는 방법을 알아보자.

큐트 포인트는 어디로 갔을까

성형의 원칙으로 보면 볼륨을 넣기 전 선행되어야 하는 것은 리프팅이다. 나이가 들면서 두드러지는 광대나 사라진 앞볼살 볼륨,

즉 큐트 포인트 등의 문제를 해결하기 위해선 원론적으로 ① 윤곽 수술(광대축소술) ② 볼살 리프팅 ③ 볼륨 주입(지방이식이나 필러)의 순으로 성형이 시행되어야 한다.

큐트 포인트는 동안의 핵심이다. 큐트 포인트가 사라지는 것은 나이가 들어, 심부볼 지방이 처지면서 중안면의 무게중심이 아래로 내려가고 피하 지방이 줄어들면서 광대 주변이 꺼지고 피부가 늘어지기 때문이다. 그러므로 처진 피부의 정도가 심하다면 무게중심을 위로 올려주는 리프팅이 선행되어야 한다. 그렇지 않고 들어간 부위에만 볼륨을 주입하면, 얼굴이 커 보이면서 전체적으로 처진 느낌이 강조된다. 자칫 얼굴이 자연스럽지 않고 통통하게 부어 보일 수 있다. 필요한 경우에는 반드시 리프팅을 선행해 무게중심을 위로 올린 후, 꼭 필요한 만큼의 볼륨을 제 위치에 소량 주입하는 것이 좋다.

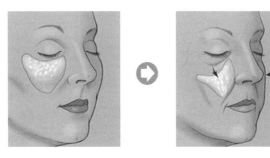

큐트 포인트가 사라지는 것은 심부볼 지방이 처지면서 중안면 무게중심이 아래로 내려가고 피하 지방이 줄어들기 때문이다.

자연스러운 볼륨업을 위한 미세 지방이식

미세 지방이식술은 주사기를 이용해 소량의 지방을 여러 군데 조금씩 나누어 이식하는 것이다. 이 이식술은 지방의 생착률을 높이는 방법이기도 하다. 지방을 조금씩 나누어 이식하면 이마나 턱, 볼 등의 꺼진 부위의 볼륨이 자연스럽게 살아난다.

처진 정도가 심하지 않으면 리프팅을 하지 않고 무게중심을 살려 볼륨을 채워 넣을 수 있다. 무게중심을 살린 얼굴선을 시뮬레이션해서 큐트 포인트의 볼륨을 우선적으로 복원하는 느낌으로

큐트 포인트의 지방이식 전후 변화
(PRP 4D 지방이식술)

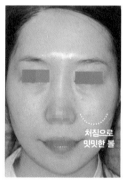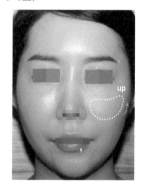

큐트 포인트의 지방이식

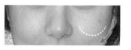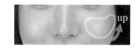

큐트 포인트 지방이식은 밋밋한 볼살에 입체감이 생기면서 리프팅된 효과를 준다.

지방이식을 하는 것이다. 그리고 점차적으로 범위를 넓혀 주변의 꺼진 부분으로까지 지방이식이 이루어져야 한다. 그래야 자연스러운 결과를 만들어낼 수 있다.

▨ 눈밑은 선(先) '지방재배치' 후 '지방이식'으로

눈밑 지방이 불거져 있는 경우에는 눈밑 고랑을 해결하기 위하여 지방이식을 선택하는 경우가 많다. 그러나 눈밑은 지방이식만으로 좋은 결과를 내기 힘들고 경우에 따라 과도한 지방이식을 하기 쉽다. 즉, 이 부위는 지방이식만으로 효과적인 교정이 어렵다는 것이다. 왜냐하면 눈밑 고랑은 피부부터 바닥 골막까지 강한 인대로 유착되어 있기 때문에 피부가 잘 늘어나지 않기 때문이다.

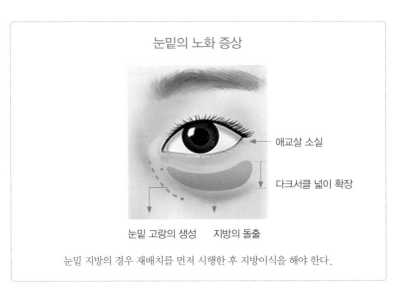

눈밑의 노화 증상

애교살 소실

다크서클 넓이 확장

눈밑 고랑의 생성　　　지방의 돌출

눈밑 지방의 경우 재배치를 먼저 시행한 후 지방이식을 해야 한다.

눈밑 지방이 볼거지고 고랑이 심한 경우에는 반드시 눈밑 지방 재배치를 먼저 시행한 후 지방이식을 해야 한다. 그래야 필요한 만큼의 지방이식이 이루어져, 다크서클이 없는 자연스러운 큐트 포인트가 살아난다.

PRP 미세 지방이식술이란

PRP 미세 지방이식술은 혈소판이 고농도로 함유된 PRP(Platelet Rich Plasma)와 순수 미세지방을 함께 이식하는 수술이다. 혈소판이 지방세포의 생착과 상처 회복에 큰 기여를 한다고 보고 있어 생착이 어려운 부위에 시술하는 경우도 많다.

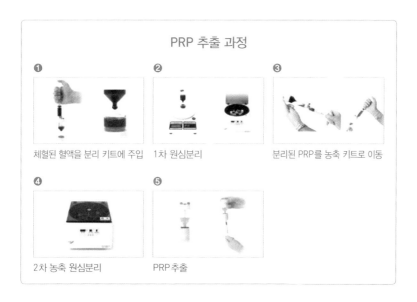

PRP 추출 과정

❶ 체혈된 혈액을 분리 키트에 주입 ❷ 1차 원심분리 ❸ 분리된 PRP를 농축 키트로 이동

❹ 2차 농축 원심분리 ❺ PRP 추출

PRP 미세 지방이식술은 자신의 혈액과 지방에서 채취한 성분을 사용하기 때문에 알레르기 등의 부작용이 거의 없고 피부 건강에도 긍정적인 영향을 준다.

또한 미세 지방이식술로 생착된 지방은 일정 기간이 지나면 흡수되어 버리는 일반적인 필러(Filler) 시술들과 달리 영구적으로 존재하게 된다는 사실도 장점이다.

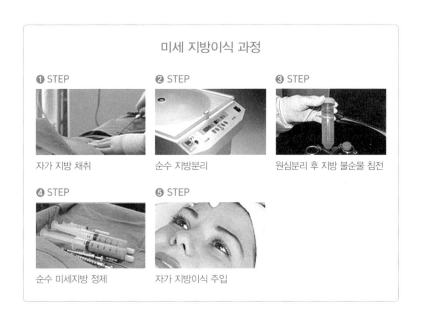

미세 지방이식 과정

① STEP 자가 지방 채취

② STEP 순수 지방분리

③ STEP 원심분리 후 지방 불순물 침전

④ STEP 순수 미세지방 정제

⑤ STEP 자가 지방이식 주입

동안 효과를 높이는 방법

볼륨감 있는 동안을 만들려면 눈밑 지방재배치와 큐트 포인트에 지방이식을 함께 하는 것이 좋다. 눈밑 지방재배치와 큐트 포인트 지방이식이 만나면 시너지 효과를 낸다. 애교살이 살면서 앞볼살이 봉긋해지면 큐트 포인트가 살아나 리프팅 효과까지 낼 수 있다.

필러를 사용한 볼륨 업그레이드

얼굴에 볼륨을 넣는 또 하나의 방법은 보형물이나 필러를 사용하는 것이다. 정확한 용량의 정품 필러는 입자가 매우 작기 때문에 일반적인 지방이식으로 볼륨을 살리기 어려운 애교살이나 입술, 코 같은 부위에 유리하다. 또한 이마나 큐트 포인트, 눈밑 (다크서클 고랑)이나 턱끝 등 여러 부위에 주입이 쉽다는 장점이 있다.

지방이식 어떤 선택을 해야 하나

볼록한 이마나 큐트 포인트가 살아있는 볼은 미세 지방이식이나 필러 시술 등으로 어렵지 않게 가능하다. 그러나 수술을 통해 매력적인 얼굴이 되려면 전체적인 균형과 조화가 필수적이다. 자칫하면 동안이 아닌 통통 부은 어색한 얼굴이 될 수도 있기 때문에 주의해야 한다.

미세 지방이식 수술에서 중요한 것은 시술의의 꼼꼼함과 숙련된 기술이다. 볼륨이 없는 부위에 단순히 지방을 주입하는 게 아니고 이식을 하는 것이기 때문에 꼼꼼하게 한 땀 한 땀, 필요한 부위에 지방세포를 소량 분산시켜서 주입해야 한다. 수술의의 정성에 따라 지방세포의 생착률도 차이를 보이고 디자인에 따라 결과도 훨씬 자연스러워진다.

눈밑 노화의 단계별 수술 방법

STEP 01	STEP 02	STEP 03
눈밑 지방재배치	눈밑 지방재배치 + 큐트 지방이식	하안검 성형 + 큐트 지방이식
1 단계	2 단계	3 단계
눈밑 지방의 돌출이 있고, 눈밑 고랑이 생성된 경우	눈밑 고랑이 심하고, 앞볼살의 볼륨도 감소한 경우	눈밑 피부와 애교살이 많이 처지고, 앞볼살의 볼륨도 감소한 경우

02 동안의 핵심은 다크서클이 없는 애교살

▶ ▶ ▶ ▶ ▶ ▶ 미인보다 동안이 더 주목받는 세상이다. 어떤 얼굴을 동안이라고 할까? 눈밑에 도톰한 애교살이 살아있고 다크서클이 없으면서 앞볼살이 탄력 있게 봉긋하면 젊고 매력적인 동안의 느낌이 난다. 여기에서 피부가 맑고 환하면 금상첨화다.

특히 도톰한 애교살은 동안으로 보이게 하는 핵심요소이다. 나이가 들며 달라지는 애교살을 되살리는 성형에 대해 알아보자.

▨ 애교살이 희미해지는 이유는 무엇일까

나이가 들면서 애교살이 없어져 보이는 이유는 무엇일까? 좁고 도톰하던 애교살이 나이가 들면서 점점 희미해지는 첫 번째 이유는 눈밑 지방이 불거져 돌출되므로 상대적으로 애교살이 납작해 보이게 되기 때문이다. 두 번째 이유는 눈밑 피부의 처짐과 주름 발생으로 애교살이 넓어지고 바깥쪽은 세로로 넓어져 애교살이 눈밑주름처럼 보이게 하기 때문이다.

애교살이 희미해지면 얼굴에 생기가 없어 보인다. 늘어진 애교살은 주름처럼 보여 나이를 더욱 들어 보이게 한다. 그래서 연령에 관계없이 애교살을 살리는 데 관심을 둔다.

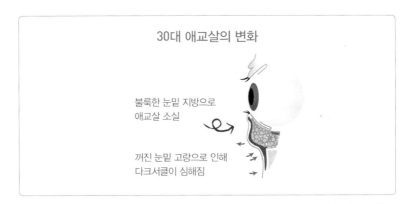

30대 애교살의 변화

불룩한 눈밑 지방으로
애교살 소실

꺼진 눈밑 고랑으로 인해
다크서클이 심해짐

40대 애교살의 변화

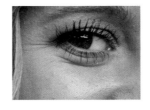

처짐과 주름 발생으로 애교살의 폭이 넓어지고 바깥쪽이 세로로 넓어져 주름진 것처럼 보인다.

▨ 도톰한 애교살을 만드는 방법 두 가지

젊은 나이에서 좀 더 도톰한 애교살을 위한 수술에는 다음 두 가지 방법을 사용한다. ① 알로덤(동종 진피 조직) 이식과 ② 히알루론산 필러 주입이다.

알로덤 이식은 애교살을 도톰하게 만들기 위해 아래쪽 눈꺼풀 가장자리 피부에 작은 절개창을 내어 알로덤이라는 인공 진피조직을 넣어 자리 잡게 하는 방법이다. 히알루론산 필러 주입은 밀도가 높지 않고 입자가 작은 히알루론산 필러를 주사로 주입해 애교살을 도톰하게 만드는 방법이다.

알로덤 이식과 히알루론산 필러 주입은 애교살을 만드는 완벽한 방법이 아니다. 너무 욕심을 내지 않는 범위에서 접근해야 효과를 얻을 수 있다. 과하게 욕심을 내면 인위적이거나 어색한 느낌이 나게 할 수 있다. 불거진 눈밑 지방이 해결되지 않은 상태에서는 애교살 부위에 필러를 넣어도 효과가 충분하지 않게 된다. 그래서 과다 주입을 하게 되기 쉽기 때문에 부자연스럽고 어색하게 시술한 티가 날 수 있다.

알로덤 이식에서 주의할 것은

알로덤을 이용한 시술은 단독 시술 시 생각보다 돌출 효과가 뛰어나지 않아서 시술의 경험에 따라 하안검 성형 등의 연관 수술을 병행하는 경우가 현실적으로 많다.

히알루론산 필러 주입에서 주의할 것은

필러는 젤리 제형의 액체로 몸에 들어가면 수분을 끌어당겨 볼륨을 유지한다. 그리고 조직을 전체적으로 습하고 살짝 붓게 만드는 특징이 있다. 적절한 사용으로 효과를 얻을 수 있지만 생각보다 돌출 정도가 충분하지 않은 경우가 많아 욕심을 내기 쉽다. 히알루론산 필러 주입을 과다하게 하는 경우 애교살이 넓적하게 매달린 듯한 느낌으로 만들어질 수 있다. 또한 안륜근(눈둘레근. 눈을 감을 때 쓰는 근육) 조직을 붓게 하여 다크서클 증상을 더 심해 보이게 만들 수 있다.

▨ 나에게 맞는 최적의 애교살 시술 방법은

애교살은 안구 돌출 정도와 안륜근의 발달과 연관성이 높다. 눈이 들어가 있으면서 피부가 매우 얇다면 도톰한 애교살을 기대하긴 어렵다. 젊은 사람에게는 욕심내지 않는 애교살 필러 시술이 현실적인 선택일 수 있겠다. 하지만 시술을 고민하기 전에 반드시 고려할 사항이 있다. 눈밑 지방이 불거지지 않았는지 하는 여부이다.

눈밑 지방이 불거지면 눈밑 지방 위쪽에 있는 애교살과 높이가 비슷해지면서 애교살이 잘 안 보이게 된다. 이런 경우는 어떤 시술이 필요할까? 애교살을 더 튀어나오게 해야 할까? 아니면 애교살이 안 보이게 만드는 원인을 해결해야 할까?

원인을 먼저 해결하는 것이 순리이다. 눈밑 지방이 해결되면 애교살의 원래의 높이가 잘 드러나게 되고 그 상태에서 애교살에 소량의 필러를 시술한다면 자연스러움과 돌출감을 모두 얻을 수 있다.

불룩한 눈밑 지방의 개선은 이렇게

불룩한 눈밑 지방은 어떻게 해결할까? 개인 차이는 있겠지만 30대 후반까지는 눈밑 지방재배치 수술로 눈밑 지방을 없애고 다크서클까지 크게 개선할 수 있다. 불룩하게 나와 보기 싫은 눈밑 지방의 위치를 이동시켜 비교적 충분한 양의 지방을 꺼진 부위에 재배치한 후 꺼진 부위를 채워주는 수술이다. 이 수술로 감춰졌던 애교살이 드러날 수 있다.

중년이라면 하안검 수술로 동안을 살린다

40대 중반 이후에는 애교살이 원래 많았거나 아니면 적었더라도 애교살이 퍼지고 납작해지는 현상이 대부분 일어난다. 애교살의 상태는 동안을 좌우한다. 납작한 애교살이나 처진 눈밑은 더욱 나이 들어 보이게 만드는 요소이다. 그러나 동안을 원하면서도 그 핵심인 애교살의 중요성을 인지하지 못하는 경우가 많다.

하안검 수술로 근본적으로 개선한다

눈밑이 불룩해지는 현상과 함께 피부 탄력 저하가 더 심해져 눈밑주름이 생기고, 애교살도 없어져서 전체적으로 얼굴 윤곽 처짐 현상이 있는 40대 이후에는 하안검 수술이 효과적이다.

하안검 수술은 충분한 면적의 피부와 안륜근 조직을 지방으로부터 박리한 후 격막을 강화하면서 지방을 넓게 재배치하는 수술이다.

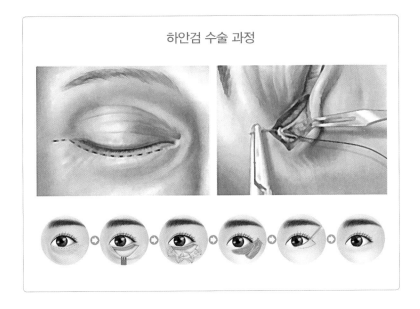

하안검 수술 과정

이때 안륜근을 수직으로 당겨 고정하면서 늘어진 피부도 정리해주어 리프팅 효과를 내준다.

하안검 수술에서 가장 중요한 것은 불룩한 지방을 눈밑 고랑 아래로 재배치하는 것뿐만 아니라 늘어진 안륜근을 리프팅하면서 동시에 애교살을 도톰하게 살려주어 생기 있는 인상을 만들어주는 것이다.

하안검 수술은 50대 이상의 남성들도 많이 시행한다. 하안검 수술은 흉터 선이 깨끗하고 인상이 크게 바뀌지 않으며 얻는 효과가 크기 때문이다.

나에게 어울리는 애교살은 따로 있다

애교살 하나만 보더라도 연령이나 개개인의 얼굴 특성별로 진단과 처방이 달라진다. 성형 전문의로서 근본적인 원인을 먼저 고려한 상담과 시술이 필요하다고 항상 느끼고 있다. 결과가 자연스러워야 하기 때문이다.

애교살까지 살리는 성형수술은 30대까지는 필러 시술과 함께 '눈밑 지방재배치'를 먼저 고려해야 하고 40대 중반 이후라면 '하안검 성형'이 최선의 방법이라는 것을 다시 한번 강조한다.

연령별 적합한 눈밑 성형 방법

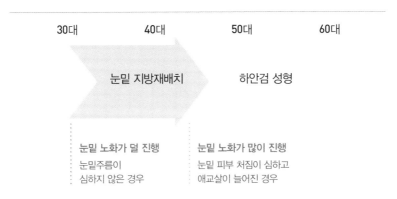

| 30대 | 40대 | 50대 | 60대 |

눈밑 지방재배치   하안검 성형

눈밑 노화가 덜 진행
눈밑주름이
심하지 않은 경우

눈밑 노화가 많이 진행
눈밑 피부 처짐이 심하고
애교살이 늘어진 경우

- 눈밑 지방이 불거져 있다면, 눈밑 지방재배치 수술을 먼저 하는 것이 바람직하다.

- 알로덤을 이용한 시술은 단독 시술 시 돌출 효과가 충분하지 않아, 하안검 성형과 병행해야 할 수도 있다.

- 필러를 과다하게 넣을 경우 애교살이 넓게 매달린 듯 부자연스럽고 다크서클이 오히려 더 심해질 수 있다.

03 장안의
화제인
'눈밑 지방재배치'란

▶ ▶ ▶ ▶ ▶ 얼마 전까지만 해도 눈밑 지방재배치 수술은 생소한 수술이었다. 하지만 지금은 쌍꺼풀 수술처럼 쉽게 결정하는 성형이 되었다. 연예인들이 많이들 선택하면서 그야말로 '트렌디한 성형'으로 등극하게 된 듯하다.

눈밑 지방재배치처럼 갑자기 인기를 끌거나 성형의 시류를 이끄는 수술이 등장할 때마다 전문의의 의식이 발동하곤 한다. '어떻게 하면 최상의 결과를 낼 수 있을 것인가?'를 고민하고 연구를 하게 되는 것이다. 눈밑 지방재배치 수술은 어떻게 해야 최상의 결과를 낼 수 있는지 알아보자.

의사와 환자 모두에게 매력적인 수술

눈밑 지방재배치 수술은 환자나 의사 모두에게 매력적인 수술이다. 수술이 잘되었을 경우 환자에게는 10년 더 젊어 보이는 마술이 일어나고, 의사는 흉터 걱정이 없는 수술이라 부담감이 덜하기 때문이다. 그런데 가끔 '눈밑 지방재배치는 전문의가 아니어도 할 수 있는 수술'이라고 쉽게 생각하는 사람들이 있다. 과연 그럴까?

결론부터 이야기하자면 눈밑 지방재배치는 '어떤 방법으로 어떻게 하느냐에 따라 결과가 천지 차이인 수술'이다.

눈밑 지방재배치는 언제 왜 필요한가

눈밑 지방재배치 수술이 방법에 따라 결과가 달라지는 이유는 그 방법을 살펴보면 쉽게 이해할 수 있다.

눈밑 지방재배치 수술은, 나이가 들면서 눈밑 지방이 불룩해지는 경우에 많이 하는 수술이다. 눈밑 다크서클이 심해 인상이 어둡고 나이가 들어 보이는 것을 교정하기 위해 하기도 한다. 나이가 들면서 눈밑 지방이 불룩해지는 것은 눈밑 지방을 감싸는 격막 구조가 약해져 눈밑 지방이 밖으로 밀려나오기 때문이다.

20대에도 눈밑 지방의 양이 많으면 눈밑 지방이 불거지면서 안륜근의 혈류장애가 생겨 검붉은 정맥혈류가 많아지게 되고, 다크서클이 더욱더 심화된다. 이런 경우에도 눈밑 지방재배치 수술을 하는데 이때 수술이 어떤 방법으로 진행되느냐에 따라 결과가 확 달라진다.

눈밑 지방재배치는 어떻게 이루어지나

눈밑 지방이 불거진 현상은 단순히 지방을 제거하는 것만으로는 충분한 효과를 보기 힘들고 제거한다고 해도 나중에 재발하는 경향이 많아서 눈밑 지방재배치로 해결하는 것이 더 바람직하다.

눈밑 지방재배치의 방법은 다음과 같다. ① 눈밑 지방과 꺼진 눈밑 고랑의 문제적인 모양을 분석해 안전한 최적의 디자인을 구상한다. ② 결막을 통해 흉터 없이 안전하게 지방을 재배치할 공간을 확보한다. ③ 충분한 원거리까지 지방을 재배치하여 애교살부터 큐트 포인트까지 큐트 라인을 형성해준다.

단순하게 지방을 제거하는 수술이 아닌 것이다. 이렇게 하여 불룩하게 보기 싫은 지방을 해결하고, 꺼진 부위에 충분한 양의 지방을 배치하여 볼륨을 증강시킨다. 그 결과 다크서클까지 해결이 되는 셈이다.

눈밑 지방재배치라고 불리는 수술이 이런 방법으로 이루어지지 않는 경우가 있어 전문의로서는 안타까운 생각이 든다. 단순한 지방 제거 혹은 지방재배치가 이루어진다고 하더라도 근거리에만 재배치되는 경우 드라마틱한 결과가 나오기 힘들고 재발률도 높아진다. 눈밑 지방재배치 수술을 고려한다면 반드시 수술 방법을 확인해보는 것이 좋다. 이름이 같은 수술이라도 그 방법에 따라 다른 결과가 나오기 때문이다.

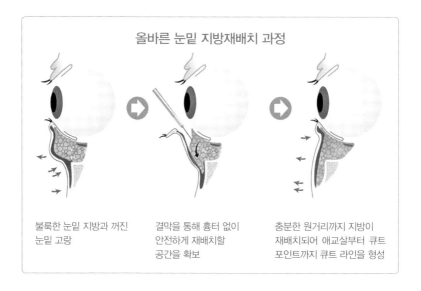

올바른 눈밑 지방재배치 과정

불룩한 눈밑 지방과 꺼진 눈밑 고랑

결막을 통해 흉터 없이 안전하게 재배치할 공간을 확보

충분한 원거리까지 지방이 재배치되어 애교살부터 큐트 포인트까지 큐트 라인을 형성

눈밑 지방재배치, 어떤 점이 좋은가

눈밑 지방재배치는 단순히 지방이 많아 보여 제거하는 것으로 끝나는 수술이 아니다. 살아있는 지방을 단순히 제거하지 않고, 충분히 활용하여 효과를 증대하는 것이다. 즉, 살아있는 지방의 위치를 이동시켜 비교적 충분한 양의 지방을 꺼진 부위에 재배치하여 불룩하게 튀어나오거나 처져 보기 싫은 지방은 해결하고 꺼진

부위는 채워주는 일석이조인 수술이다.

꺼진 부위가 채워지면서 눈밑 다크서클까지 없어지니 극적인 효과를 얻을 수 있다. 또한 재발할 가능성이 적고 눈밑 전체의 볼륨감을 바꿔준다. 불룩한 지방으로 감춰졌던 애교살도 드러나게 되어 만족도가 높은 수술이다. 그리고 빠른 수술 시간으로 멍이 거의 들지 않아 일상으로 복귀가 빠르고 흉터가 거의 남지 않는다는 것도 큰 장점이다.

▨ 눈밑 지방을 활용하는 방법

간혹 눈밑 지방재배치 수술 후 '눈밑 지방이 너무 많아 일부는 재배치하고 일부는 버렸다'는 이야기를 들을 때가 있다. 이런 경우 매우 안타까운 마음이 든다. 눈밑 지방은 다른 꺼진 부분에 충분히 활용될 수 있는 소중한 자원이다.

올바른 눈밑 지방재배치의 경우 결막을 통해 접근해야 하므로 원하는 만큼의 공간을 안전하게 확보하기가 쉽지는 않다. 하지만 눈밑 고랑(다크서클 라인) 아래로 지방재배치가 이루어질 충분한 공간을 확보하면, 눈밑 고랑부터 앞 광대까지 많은 양의 지방을 100퍼센트 원거리 재배치하는 게 가능하다. 그 결과 애교살부터 큐트 포인트까지 볼륨이 살아나면서 동안이 되는 것이다.

실제로 많은 병원에서는 지방을 제거하고 소량 남은 지방으로 근거리 지방재배치 후 부족한 볼륨을 채우기 위해 지방이식을 동시에 하는 경우가 많다. 냉정하게 볼 때 눈밑 지방은 제거하지 않는 것이 바람직하다. 밀려나오는 만큼 충분한 면적에 원거리 지방재배치를 하여 피부 조직의 리셋 효과를 극대화해야 한다. 그 후에 미세 지방이식을 소량으로 알맞게 해주는 것이 훨씬 자연스럽고 효과적이다.

눈밑 지방재배치의 핵심 포인트

1. 눈밑 지방을 단순하게 제거하는 방법은 NO

눈밑 지방을 단순하게 제거하거나 근거리에만 재배치해서는 안된다. 불룩한 눈밑 지방은 없어질지 모르나 아래 꺼진 부분이 완벽하게 해결되지 않아 큐트 라인 해결이 불완전하고 자연스럽지 못하다.

2. 눈밑 지방을 최대한 활용해 넓게 재배치 OK

눈밑 지방을 밀려나오는 양만큼 눈밑 고랑부터 앞 광대까지 광범위하게 재배치해야 한다. 그래야만 얼굴의 볼륨이 자연스럽게 살아나 동안의 효과를 얻을 수 있다. 그리고 광범위한 부분에 배치된 지방이 생착되기 때문에 재발률이 적다.

눈밑 지방재배치 수술에서 지방을 단순히 제거하거나 근거리

배치하는 것은 원거리 배치와 그 결과가 큰 차이가 있다는 것을 잊으면 안 된다. '눈밑 지방재배치와 지방이식이 같은 날 이루어진다'는 것은 결국 '눈밑 지방이 원거리에 배치되지 않은 채 별도로 이식된다'는 것과 같은 의미이다.

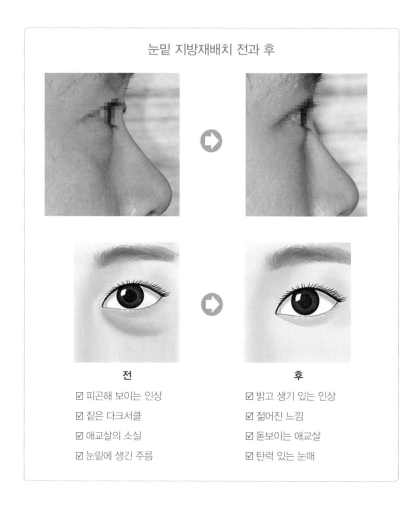

눈밑 지방재배치 전과 후

전	후
☑ 피곤해 보이는 인상	☑ 밝고 생기 있는 인상
☑ 짙은 다크서클	☑ 젊어진 느낌
☑ 애교살의 소실	☑ 돋보이는 애교살
☑ 눈밑에 생긴 주름	☑ 탄력 있는 눈매

- 눈밑 지방이 돌출된 경우
- 애교살이 점점 없어지고 주름처럼 보이는 경우
- 눈밑 다크서클을 개선하고 싶은 경우
- 젊고 환한 눈가로 교정하고 싶은 경우

04 눈밑 성형,
골든타임이 중요하다

▶ ▶ ▶ ▶ ▶   평소 외모에 관심이 적었던 사람이나 피부 탄력이 좋고 얼굴형이 예뻤던 사람이라도 40대 중후반을 넘어가게 되면 노화로 인한 외모 스트레스를 받게 된다. 노화는 30대부터 서서히 진행되지만 관리가 충분하지 않으면 40대 중후반이 되면서 노화가 급격히 진행된다.

불룩해진 눈밑 지방, 다크서클 등으로 인한 노화 스트레스를 극복하기 위해 눈밑 지방재배치를 알아보고 수술할 용기를 내지만 이미 골든타임이 지나갔다면 기대하는 것만큼 큰 효과를 얻지 못할 수도 있다. 그렇다면 동안 성형으로 가장 많이 선택하는 눈밑 지방재배치 수술의 골든타임은 언제일까?

▨ 눈밑 지방을 방치하면 주름이 된다고

나이가 들면 눈밑 지방을 감싸는 격막 구조가 약해져 눈밑 지방이 밖으로 밀려나와 불룩해지게 된다. 그리고 볼살이 처지는 증상과 함께 눈밑 고랑이 깊어진다. 나아가 다크서클도 더욱 뚜렷해진다. 나이가 들어 피부의 탄력이 점차 떨어져가면서 피부 처짐의 속도도 더욱 빨라지게 된다.

처짐이 많이 발생하지 않은 상태를 골든타임으로 본다면 이를 놓쳤느냐, 아니냐에 따라 원하는 수술(눈밑 지방재배치)의 미적 효과와 완성도가 달라진다.

눈밑 노화 증상

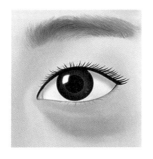

얇은 피부 밑에 안륜근층과
혈관이 비쳐 보이게 됨

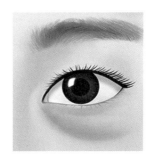

함몰된 눈밑 고랑과 불거진
눈밑 지방으로 인한 그림자 현상
으로 어두워 보이게 됨

▨ 눈밑 지방 그냥 놔두면 짙은 주름이 된다

눈밑 지방이 밖으로 밀려나와 불룩해지는 속도는 일반적으로 40대 초반에 급격히 진행되는 경우가 많다. 눈밑 지방을 감싸는 격막 구조의 힘이 남아있지 않아 더 이상 지지하지 못하기 때문이다. 이때부터는 눈밑 지방이 튀어나오게 되고, 덮고 있는 피부와 안륜근 역시 팽창해서 지나치게 늘어날 수밖에 없다.

눈밑 처짐을 오랜 시간 방치한 상태에서 성형외과를 찾게 되면 흉터 없는 눈밑 지방재배치를 하기가 어려울 수 있다. 늘어진 피부와 근육 조직이 지방재배치 후 다시 자리 잡을 때 늘어짐이 남아 주름처럼 보일 수 있기 때문이다.

눈 주변 근육이 발달했거나 피부 탄력이 좋은 편이라도 일단 노화의 궤도로 진입한 이후라면 굵은 주름이나 인디언주름이 생길 수 있다. 이때는 이미 골든타임이 지났기 때문에 하안검 성형이 더 좋은 효과를 거둘 수 있다.

▨ 눈밑 지방재배치와 하안검 성형의 차이

눈밑 지방재배치와 하안검 성형은 어떻게 다른 걸까? 눈밑 지방재배치는 살아있는 지방을 원거리로 이동시켜 불룩하게 나온 지방은 해결하고 꺼진 부위는 채워주는 것이다. 하안검 성형은 불룩하게 나온 지방을 눈밑 고랑 아래로 재배치하고 늘어진 안륜근을 리프팅하는 동시에 애교살을 살려주는 수술이다.

눈밑 지방재배치 수술은 동안을 만드는 데 매우 장점이 많은 수술이다. 그러나 전문의 관점에서 볼 때 눈밑 지방재배치는 일반적으로 40대 중반 정도까지, 즉 피부의 탄력이 너무 떨어지기 전까지만 적합하다. 40대 중반 정도까지의 골든타임을 놓쳤다면, 이후에는 하안검 성형이 더 적당하다.

눈밑 지방재배치와 하안검 성형 어떻게 다를까?

• 눈밑 지방재배치

살아있는 지방을 원거리로 이동시켜 불룩하게 나온 지방은 해결하고 꺼진 부위는 채워준다.

• 하안검 성형

불룩하게 나온 지방을 눈밑 고랑 아래로 재배치하고 늘어진 안륜근을 리프팅하는 동시에 애교살을 살려준다.

40대 이후에는 하안검 성형으로 일석이조의 효과를

하안검 성형은 40대 이후에 눈밑이 불룩해지는 현상과 함께 피부탄력 저하가 더 심해져 눈밑주름이 생기고, 애교살이 없어져서 전체적으로 처짐 현상이 있는 경우에 효과적인 수술이다.

하안검 성형은 충분한 면적의 피부와 안륜근 조직을 지방으로

부터 박리한 후 격막을 강화하면서 눈밑 지방을 넓게 재배치하고, 안륜근을 수직으로 당겨 고정하면서 늘어진 피부도 정리해주어 리프팅 효과를 내주는 수술이다.

하안검 성형에서 가장 중요한 것은 불룩한 지방을 눈밑 고랑 아래로 재배치하는 것뿐만 아니라 늘어진 안륜근을 리프팅하면서 동시에 애교살을 살려주어 생기 있는 인상을 만들어주는 것이다.

하안검 성형의 효과

하안검 성형은 눈밑 지방을 재배치하고 리프팅하면서 애교살을 살려주는
효과까지 얻을 수 있다.

▦ 하안검 성형 시 애교살을 살려주는 기술이 필요하다

기존의 하안검 성형은 수술 후에 원래 부족했던 애교살이 흉터로 인해 더 납작하게 없어지는 경향이 있었다. 심지어 흉터가 함몰되어 눈에 많이 띄는 현상이 종종 발생했다. 하지만 최근에는 애교살을 어떻게 잘 살리는지 여부가 매우 중요해졌다. 그리고 이 부분에서 수술하는 의사의 실력이 판가름된다고 해도 과언이 아니

다. 수술 후 보이는 상처도 눈가 1센티미터 정도라 요즘은 남성들도 많이 하는 성형 중 하나가 되었다.

이처럼 하안검 성형과 눈밑 지방재배치는 시간의 연속성에 있는 수술이다. 노화가 덜 진행되었다면 눈밑 지방재배치가 효과적이고 노화가 진행된 경우라면 하안검 성형이 적용되는 것이 일반적이다.

Beauty TIP — 하안검 성형이 적합한 경우

• 아래 눈꺼풀이 처져 눈밑에 주름이 생기는 경우
• 애교살이 처져서 납작하고 주름처럼 보이는 경우
• 아래 눈꺼풀이 처져 눈밑에 두둑한 지방이 생긴 경우

05 하안검 성형에서 수술 숙련도가 중요한 이유는

▶ ▶ ▶ ▶ ▶ ▶　아름다워지기 위해서만 아니라 동안을 위해서 성형외과를 찾는 사람들이 늘고 있다. 기대수명이 늘어난 만큼 그냥 '미인'이 아니라, '동안 미인'이 되고 싶은 게 요즘 사람들의 희망 사항이다.

동안을 위해 40대 이상의 사람들이 가장 많이 선호하는 수술은 하안검 성형이다. 하안검 성형은 동안을 위한 최선의 선택이라고 할 만큼 성별에 상관없이 폭넓게 행해지고 있다.

하안검 성형은 눈 성형 의학에 있어서 기술 집약적 수술로 수술의의 전문성과 숙련도에 따라 결과의 차이가 크다. 하안검 성형을 고민 중이라면 무엇을 고려해야 할지 알아보자.

하안검 성형에 대한 진실

나이가 들면 가장 흔히 나타나는 게 눈 주변의 노화 현상이다. 눈밑 지방이 불룩해지고 피부가 늘어져 심술궂은 인상으로 변하게 된다. 그래서 선택하는 것이 눈밑 지방재배치와 하안검 성형이다.

간혹 하안검 성형에 대한 오해를 듣곤 한다. '잘못하면 눈꺼풀이 뒤집힌다'거나 '수술 후 흉터가 심하게 남는다'거나 '수술하면 눈매가 전체적으로 부자연스럽게 된다'는 것들이다. 그러나 이는 모두 낭설이다.

눈밑 성형에 있어서 눈밑 지방재배치가 40대 초반까지 적합하다면, 하안검 성형은 40대 이후에 매우 적합하다. 40대 이후에는 피부 탄력 저하로 눈밑주름이 생기고, 눈밑 살 처짐이 생기면서 애교살이 없어진다. 이렇게 전체적으로 처짐 현상이 있는 사람들에게 효과적인 수술이다. 즉, 하안검 성형은 눈밑 지방재배치와 안륜근 리프팅까지 확실히 하는 수술이라 할 수 있다.

하안검 성형, 흉터의 수준이 결과를 좌우한다

하안검 성형에서 특별히 고려되어야 하는 것은 흉터의 수준이다. 눈밑 성형 중 눈밑 지방재배치는 흉터가 남지 않는다. 하지만 하안검 성형은 흉터가 남게 된다. 따라서 흉터를 얼마나 깨끗하고 보이지 않게 하느냐가 하안검 성형의 결과를 좌지우지한다고 할 수 있다.

앞서도 잠깐 살펴보았던 하안검 성형 과정을 자세히 알아보자.

속눈썹 라인에 바짝 붙여 피부를 절개한 후 밀려나온 안와 지방을 공간이 확보된 고랑 아래쪽으로 재배치시키고 나서 '하안검 성형수술 과정'의 그림 ④처럼 골막에 고정 봉합을 한다. 그런 다음 그림 ⑤처럼 피부에 부착되어 있는 안륜근을 정확히 분리한 후 늘어진 조직을 리프팅하여 눈가 가장자리의 골막에 고정한다. 그리고 남는 피부를 적정 양만 절제한 뒤 깨끗하게 봉합한다.

넓은 범위를 수술하지만 결국 남는 것은 1센티미터 정도의 선 모양 흉터이다. 때문에 흉터를 최소화하는 수술 방식과 깔끔한 봉합 능력이 매우 중요하다.

흉터를 깨끗하게 하기 위해 단순히 잘 봉합하면 되는 것이 전부가 아니다. 안륜근 리프팅을 통해 봉합선에 부과되는 피부 긴장도를 0에 가깝도록 해야 한다. 그리고 애교 근육 보강을 통해 도톰한 언덕 위에 절개선이 위치하게 해야 하는 것이다. 그렇게 해야만 결과적으로 함몰된 흉터 라인이 생기지 않게 할 수 있다.

하안검 성형수술 과정

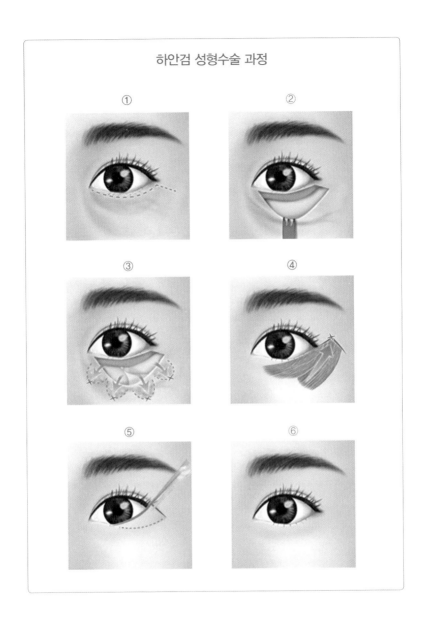

① ② ③ ④ ⑤ ⑥

▨ 하안검 성형, 무엇을 주의해야 하나

하안검 성형에서 눈밑 지방은 눈밑 고랑에서부터 앞 광대까지 충분한 면적으로 재배치하여 볼륨 변화를 주게 된다. 즉, 애교살부터 큐트 포인트까지 선이 자연스럽게 만들어져 동안 얼굴이 되는 것이다.

주의해야 할 점은 안륜근 리프팅을 한다 하더라도 피부의 절제 분량을 잘 조절해야 한다는 점이다. 약간 여유가 있어야 당기거나 편편한 느낌이 적어 애교 근육이 도톰하게 구현될 수 있기 때문이다.

최근 수술법은 예전 하안검 성형보다 훨씬 많은 양의 피부를 절제할 수 있다. 하지만 절제 양에 너무 욕심을 내면 아래 눈꺼풀이

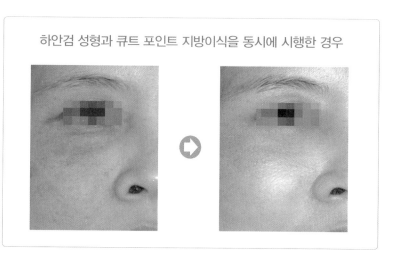

하안검 성형과 큐트 포인트 지방이식을 동시에 시행한 경우

뒤집어지는 결과가 생길 수 있다. 또 너무 소심하게 조금만 절제하게 되면 늘어짐이 남아 기대한 결과를 얻을 수 없게 된다.

▨ 애교살을 되살리는 하안검 성형

애교 근육이 적절히 보강되지 않는다면 원래 부족했던 애교살이 흉터로 인해 더 납작해지기도 한다. 하안검 수술의 완성도는 애교살을 잘 살리는 것에 달려 있다고 할 수 있다. 조직을 박리할 때부터 애교 근육인 안륜근 조직을 보존하면서 리프팅이 이루어져야 한다. 애교 근육의 긴장도를 조절해야 하므로 시술자의 숙련도가 매우 중요하다.

숙련도와 전문성이 중요한 이유

시술의의 숙련도나 전문성이 중요한 또 하나의 이유는 수술 마지막에 늘어진 피부를 말끔히 정리해 리프팅 효과를 내야 하기 때문이다. 안륜근 하방을 충분히 박리한 후, 눈밑 지방재배치를 먼저 하고, 안륜근을 수직으로 부드럽게 당겨 단단하게 골막에 고정해야 리프팅 효과가 확실해진다.

고정하지 않고 피부를 절제한다면 눈꺼풀의 긴장도가 나이가 들면서 약해지기 때문에 안검외반(눈꺼풀 겉말림, 아래 눈꺼풀이 밖으로 휘어 결막이 노출된 상태)과 같은 부작용이 생길 수 있다. 때문에 반드시 안륜근을 먼저 리프팅하여 고정해야 피부 절개선에 무게가 실리지 않게 된다. 결국 피부 절제 분량도 리프팅이 이루어진다면 충분히 할 수도 있다.

▨ 하안검 성형, 어디서 받는 것이 좋을까

성공적인 하안검 성형은 애교살에 안륜근이 보강되고, 지방재배치로 고랑선 하방에 볼륨이 채워지는 것은 물론 눈가 리프팅까지 된다. 그러나 숙련도가 높지 않은 곳에서 시술을 받으면, 수술 후에 원래 부족했던 애교살이 흉터로 인해 더 납작하게 없어지거나 심지어 흉터가 함몰되어 눈에 많이 띄는 현상이 생기기도 한다.

자연스러운 수술 결과와 흉터의 최소화, 애교살을 잘 살리는 것이 매우 중요한데, 이 부분에서 수술하는 의사의 실력이 판가름된다고 해도 과언이 아니다.

종종 언론매체 등에서 '왜 전문성이 중요한가?' '왜 숙련된 경험이 중요한가?'를 질문받는다. 그럴 때마다 '과정과 숙련도에서의 작은 차이로 보일 수 있는 것들이 결과에선 엄청나게 큰 차이를 만들기 때문이다'라는 답변을 한다.

하안검 성형, 이것만은 꼭 체크하자

• 피부 절제 분량을 잘 조절해서 약간의 여유가 있어야 애교 근육이
  재현된다.

• 애교살이 살아나는 흉터의 최소화는 숙련된 의사의 실력이 뒷받침
  되어야 한다.

CHAPTER 2

쌍꺼풀과
눈트임 성형에 대한
허와 실

01 나에게 맞는 쌍꺼풀 방법?
병원마다 얘기가 다른 이유

▶ ▶ ▶ ▶ ▶ 쌍꺼풀 수술은 성형으로도 치지 않는 시대가 되고 보니 쌍꺼풀 수술에 대한 정보가 넘쳐난다. 그래서 자가 진단도 많이 한다.

"눈두덩이 지방이 많아서 절개법으로 하고 싶어요."

"쌍꺼풀 테이프를 사용해서 피부가 늘어져 있어서 절개법으로 해야 할 것 같아요."

"눈이 살짝 처져서 인상이 졸려 보이는데 살짝만 집는 매몰법으로 해결 안 될까요?"

이런 자가 진단이 과연 옳은 것일까? 쌍꺼풀 수술은 비교적 작은 부위의 수술이지만 그 부위가 '눈'이기 때문에 개인별 특성에

맞는 최적화된 성형수술이 필요하다. 때문에 쌍꺼풀 수술 방법도
과학적인 판단이 우선되어야 한다.

▨ 쌍꺼풀 수술 방법에는 어떤 것이 있나

쌍꺼풀 수술 방법은 크게 다음 다섯 가지로 분류할 수 있다. 매몰
법, 절개법, 부분 절개법, 눈매교정술, 비절개 눈매교정술이다.

쌍꺼풀 수술 방법의 종류

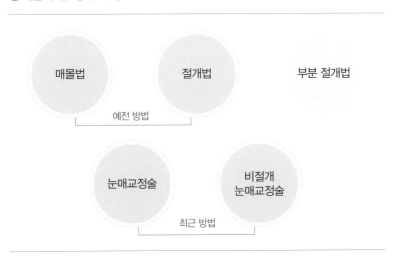

최적의 수술 방법을 결정하기 위해서는 피부가 늘어진 상태에
대한 정확한 진단이 필요하다. 나이가 들면 눈썹이 내려오면서 눈
주변 피부도 함께 전체적으로 처지게 된다. 나이가 젊은 사람이

쌍꺼풀이 없어 눈매가 처져 보이는 경우와는 그 정도가 다르다. 이런 점을 감안해서 수술 방법을 판단해야 한다.

▨ 피부 처짐이 고민일 때

상담 시 "쌍꺼풀 액이나 쌍꺼풀 테이프를 사용해서 피부가 늘어져 있으면 절개법으로 해야 하지 않나요?"라고 묻는 사람들이 많다. 그럴 때마다 "쌍꺼풀 액이나 테이프로 쌍꺼풀을 만들었을 때에도 처져 보이나요?"라고 되묻곤 한다. 그럴 경우 십중팔구 "아니요."라고 대답을 한다.

어린 나이라도 쌍꺼풀이 없으면 어느 정도는 눈꺼풀 피부가 처져 보인다. 쌍꺼풀 액이나 쌍꺼풀 테이프를 사용해서 피부가 처진 것이 아니다. 이를 헷갈리면 안 된다. 눈꺼풀이 처져 보인다고 해서 무조건 절개법으로 수술해야 하는 것은 아니다. 그리고 쌍꺼풀

쌍꺼풀이 안 생기게 만드는 경우

....

① 눈꺼풀이 뻣뻣하다.
② 눈두덩이에 지방이 많다.
③ 눈꺼풀 피부가 많다.
④ 안구가 돌출되었다.

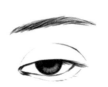

자체가 생겨서 피부 처짐이 없어 보이게 된다면 꼭 절개법으로 피부를 절제해야만 하는 것은 아니다.

즉, 피부 처짐을 고민하는 젊은 사람에게 1차적인 해법은 쌍꺼풀 자체인 것이지 피부 절개 여부가 아니다.

▨ 쌍꺼풀 수술 방법 결정의 판단 기준 1
피부의 두께

쌍꺼풀 수술을 어떤 방법으로 해야 할지를 판단하는 기준은 몇 가지가 있다. 그중 첫 번째는 피부의 두께이다. 쌍꺼풀은 피부가 안으로 접혀 들어가 만들어지는 것이다. 만약 피부가 두껍고 뻣뻣하거나 지방이 도톰하다면 피부가 안으로 잘 안 접힐 수 있다.

눈꺼풀을 두툼하게 하는 요소가 눈꺼풀 지방 때문만은 아니다. 눈꺼풀 지방은 작은 절개만으로 쉽게 제거가 가능하기 때문에 어떤 수술 방식을 택해도 상관없다. 지방 제거는 수술 방법을 결정하는 데 핵심적인 요소는 아니다. 그래서 눈꺼풀 지방이 많아서 절개법을 꼭 해야 하는 것으로 결론짓는 것은 적절하지 않다.

피부와 안륜근의 두께는 피부 처짐 양과 함께 전체적인 두툼함을 결정하는 요소이다. 눈꺼풀 지방이 많거나 눈이 돌출되어 있으면 피부가 더 두꺼워 보일 수는 있으나 엄밀히 말하면 피부 두께 문제와는 다르다.

피부가 두껍다면 절개 방식이 유리

피부가 많이 두껍고 양이 많으면 절개 방식이 유리하다. 피부와 연부 조직(뼈나 관절 등을 둘러싸고 있는 연한 부위)이 줄어들어야 피부가 잘 접혀지는 쌍꺼풀을 만들 수 있기 때문이다.

다만 쌍꺼풀 높이를 크게 원하지 않는 경우라면, 피부가 두꺼워도 비절개 눈매교정 방식으로 할 수 있다. 이 경우 절개선 없이도 자연스럽게 쌍꺼풀을 만들 수는 있다.

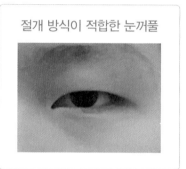

비절개 방식도 적합한 눈꺼풀 　　 절개 방식이 적합한 눈꺼풀

▨ 쌍꺼풀 수술 방법 결정의 판단 기준 2
　 눈과 눈썹 사이의 거리

눈과 눈썹 사이의 거리도 쌍꺼풀 성형 시 절개와 비절개 여부를 결정하는 핵심요소이다.

나이가 들면 절개법이 필요해지는 경우가 많다. 나이가 들면서 눈썹이 내려오고 피부 처짐이 크게 증가하기 때문이다. 나이가 젊은 경우라도 눈썹 뼈가 튀어나와 있고 눈썹 높이가 많이 낮다면 절개법을 고려해야 한다.

눈과 눈썹 사이의 거리가 가까우면 눈의 피부와 근육이 뭉치게 되어 눈꺼풀이 더 두껍고 무거워지게 된다. 당연히 눈 뜨는 힘에도 안 좋은 영향을 줄 수밖에 없다. 일반적으로는 피부가 처져서 두꺼워진 경우, 즉 눈과 눈썹 사이의 거리가 가까운 경우에는 절개법이나 눈매교정술을 선택하는 게 좋다.

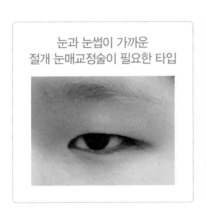

눈과 눈썹이 가까운
절개 눈매교정술이 필요한 타입

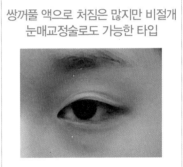

쌍꺼풀 액으로 처짐은 많지만 비절개
눈매교정술로도 가능한 타입

▨ 쌍꺼풀 수술 방법 결정의 판단 기준 3
눈 뜨는 힘

쌍꺼풀 수술은 눈을 뜨는 구조와 피부 조직을 유착시키거나 연결해주는 수술이다. 그런데 눈 뜨는 힘이 부족하다면 피부 조직을 끌어올리기 어렵게 된다. 눈 뜨는 힘이 부족할 경우, 쌍꺼풀 라인 디자인을 작게 하지 않으면 결과가 자연스럽지 못할 수 있다. 쌍꺼풀 라인을 높이고 싶다면 눈을 뜨는 힘을 강화시키는 눈매교정술을 선택하는 게 더 바람직하다.

눈 뜨는 힘이 또렷하다면, 피부가 약간 두껍거나 눈이 살짝 돌출되어도 피부가 잘 접힐 수 있어서 매몰법이나 단순 절개법으로도 충분한 결과를 얻을 수 있다.

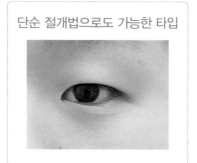

눈매교정술이 필요한 타입 | 단순 절개법으로도 가능한 타입

눈매교정술로 만드는 쌍꺼풀

눈매교정술도 최근에는 비절개 눈매교정술이 등장해서 적응증이 많이 달라지고 있다. 개인의 특성에 따라 시술 방법이 달라지는데 조건이 많이 나쁘지 않은 젊은 사람은 비절개 눈매교정 방법만으로도 또렷하고 선명한 쌍꺼풀을 만들 수 있어 점점 선호도가 높아

지는 추세이다.

일반적으로 눈썹 처짐을 동반한 피부 처짐으로 눈 덮임 증상이 심하다면 절개 눈매교정이 적합하다. 피부가 약간 두껍거나 살짝 졸린 인상이 있는 젊은 여성이거나 성형한 티가 안 나는 자연스러운 쌍꺼풀을 원하는 남성의 경우 비절개 눈매교정이 적당하다.

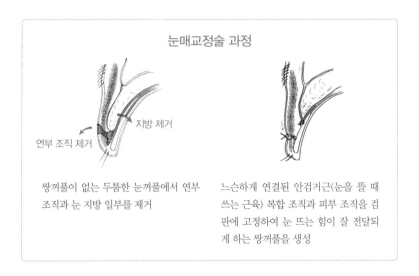

눈매교정술 과정

지방 제거

연부 조직 제거

쌍꺼풀이 없는 두툼한 눈꺼풀에서 연부 조직과 눈 지방 일부를 제거

느슨하게 연결된 안검거근(눈을 뜰 때 쓰는 근육) 복합 조직과 피부 조직을 검판에 고정하여 눈 뜨는 힘이 잘 전달되게 하는 쌍꺼풀을 생성

▨ 섬세한 진단과 충분한 상담으로 최상의 수술 방법을 찾는다

쌍꺼풀 수술은 피부의 두께, 눈과 눈썹 사이 거리, 눈 뜨는 힘이라는 세 가지 요소를 분석해 수술 방법을 결정하는 것이 합리적이다. 충분한 사전 지식과 공감하에 수술이 이루어질 때 만족스러운 결과를 얻을 수 있게 된다. 눈꺼풀 지방의 양과 쌍꺼풀 액 등으로

인한 피부 처짐은 사람들이 생각하는 것만큼 수술 방법을 결정하는 데 있어서 중요하지 않다.

최상의 효과를 위해 과학적으로 분석하고, 충분한 대화를 통해 최선의 수술법을 찾아가는 것, 그에 대한 공감과 소통이 성형 전문의로서의 의무가 아닐까 한다.

Beauty TIP 젊은 사람의 쌍꺼풀 수술 방법을 결정하는 요소

① 피부 두께는 어떤가?

② 눈과 눈썹 사이의 거리는 어떤가?

③ 눈 뜨는 힘은 또렷한가?

* 눈꺼풀 지방과 처짐은 수술 방법을 결정하는 데 상대적으로 중요하지 않을 수 있다.

비절개 눈매교정술과 절개 눈매교정술의 비교

비절개 눈매교정술	절개 눈매교정술
눈두덩 피부가 적당할 때	눈두덩 피부가 두꺼울 때
안구 돌출이 된 안검하수에 유리	눈 뜨는 힘이 비대칭인 경우
눈꺼풀이 약간 처져 있을 때	눈꺼풀이 많이 처져 있을 때
경계성 안검하수인 경우	아주 심하게 졸린 눈인 경우

02 쌍꺼풀 수술 시 '눈매교정'은 필수일까

▶ ▶ ▶ ▶ ▶ 　4차 산업혁명 시대이니만큼 기술 변화 속도가 빠르다. 성형 분야도 기술 발전에 따라 수술 방법이 진화하고 있다. 그 대표적인 수술이 눈매교정술이다. 예전에는 쌍꺼풀 수술이라고 하면 매몰법이나 절개법 정도였다.

눈매교정술은 인지도가 높아지고 있는 수술이지만 아직 많은 사람들은 눈매교정술과 쌍꺼풀 수술이 어떻게 다른지 헷갈려 한다. 간혹 '큰 차이도 없이 비용만 높아지는 건 아닌가?' 하는 의구심을 갖기도 한다. 눈매교정술과 쌍꺼풀 수술은 무엇이 어떻게 다른 걸까? 눈매교정술과 쌍꺼풀 수술의 차이점과 장단점을 알아보자.

눈매교정술이란

눈매교정술은 눈 뜨는 힘이 부족한 경우 이 문제를 교정한 후 쌍꺼풀 수술을 하는 방법이다. 쌍꺼풀 결과를 최대한 좋게 하기 위해서 하는 수술로 누구나에게 필요한 것은 아니다. 앞서 이야기한 대로 쌍꺼풀이 예쁘게 만들어지려면 반드시 고려해야 할 조건이 있다. 피부의 두께와 눈과 눈썹 사이 거리, 눈 뜨는 힘 등이다. 이러한 개별의 특성을 중요하게 고려해 디자인하고 수술해야 한다.

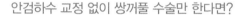

안검하수 교정 없이 쌍꺼풀 수술만 한다면?

쌍꺼풀 수술만 한 경우

안검하수 수술과 쌍꺼풀 수술을 함께 한 경우

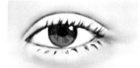

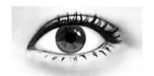

쌍꺼풀 라인이 부자연스럽게 크며, 눈은 작아 보인다.

쌍꺼풀 라인이 자연스러우며 눈매가 또렷해 보인다.

'소시지 쌍꺼풀'이 되는 이유

눈두덩에 지방이 많은 한국인은 피부도 두꺼운 경우가 많다. 여기서 말하는 피부는 안륜근과 연부 조직 등도 포함한 두께를 말한다. 피부 두께가 너무 두툼하면 절개 등으로 충분히 줄여줘야 산뜻한 쌍꺼풀이 만들어진다.

쌍꺼풀 선이 두꺼워 어색하게 되는 일명 '소시지 쌍꺼풀'의 원인은 눈 뜨는 힘을 고려하지 않고 쌍꺼풀 선을 과도하게 크게 디자인하거나 고정점의 위치를 높게 잡았기 때문이다.

눈을 뜰 때 절개선 아래의 눈꺼풀이 위로 들어가야 하는데 그렇지 못하고 걸려 있는 경우이다. 때문에 눈이 완전히 떠지지 않은 채 눈꺼풀이 두툼한 소시지 모양으로 된다. 쌍꺼풀 선 하나를 어떻게 잡느냐가 결과를 크게 바꾸는 것이다.

눈을 뜨는 힘의 정도가 중요한 이유

예쁜 쌍꺼풀을 만들기 위해 눈을 뜨는 힘을 중요하게 파악해야 하는 이유는 무엇일까? 눈을 뜨는 힘이 부족한 눈은 쌍꺼풀 수술 시 잘못하면 소시지 쌍꺼풀이 되기 쉽다. 이를 방지하기 위해서 쌍꺼풀 디자인 높이를 낮게 하는 것이 바람직하다. 충분한 높이로 디자인하기를 원한다면 눈을 뜨는 힘을 증강시키는 조치가 필요하다. 쌍꺼풀 성형의 이상적인 결과를 내기 위해서 눈을 뜨는 충분한 힘이 필요함을 환자에게도 인지시켜야 한다.

▨ 눈을 뜨는 힘, 예쁜 쌍꺼풀의 조건

쌍꺼풀 성형에 있어 눈 뜨는 힘의 중요성을 턱걸이에 비유해 설명하면 이렇다. 턱걸이를 두세 번 간신히 하는 사람과 열 번을 순식간에 하는 사람이 있다고 가정해보자. 만약 턱걸이를 하는 사람에게 갓난아기를 업힌다면 어떻게 될까? 턱걸이를 두세 번 하는 사람은 아기의 무게가 얹혀지니 두세 번은커녕 한 번도 못할 가능성이 높다. 그러나 열 번을 할 수 있는 사람이라면 여덟 번 정도는 거뜬하게 할 수 있다.

안검거근이 느슨해 눈꺼풀을 완전하게 들 힘이 없는 사람에게 쌍꺼풀을 높게 디자인하는 것은, 턱걸이를 두세 번 간신히 하는 사람에게 갓난아기를 업힌 것과 같은 상황이다.

그러므로 눈꺼풀을 들어 올리는 근육인 안검거근이 느슨하게 연결되어 있는 사람은 안검거근의 부착 지점을 교정해 눈 뜨는 힘이 잘 전달되게 해주는 게 우선되어야 한다.

눈 뜨는 힘을 보강하기 전후의 쌍꺼풀 모양

눈을 뜨는 힘이 부족해서 쌍꺼풀이 선명하지 못한 경우 추가적인 힘 보강이 필요하다.

▨ 눈 뜨는 힘을 개선해주는 눈매교정술

거듭 강조하지만, 예쁜 쌍꺼풀이 되기 위해서는 눈을 뜨는 힘의 정도를 반드시 고려해야 한다. 눈을 뜨는 힘이 부족한 경우 쌍꺼풀 라인의 높이를 많이 낮추면 문제가 되지 않을 수도 있지만, 적정한 높이로 시원한 눈매를 만들고 싶다면 눈을 뜨는 과정이 잘 이루어지게 하는 조치가 반드시 선행되어야 한다. 그런 과정이 포함되는 쌍꺼풀 수술 방법이 바로 눈매교정술인 것이다.

안타깝게도 한국인의 눈은 경계성 안검하수, 즉 눈을 뜨는 힘이 약간 부족한 사람이 상당히 많기 때문에 쌍꺼풀 수술 시 눈매교정술 방법이 적용되어야 하는 경우가 많다.

▨ 눈매교정술의 수술 과정

눈 뜨는 힘이 약한 건 안검거근이 느슨하게 연결되어 있기 때문이다. 안검거근은 눈꺼풀을 들어 올리는 근육인데, 이 안검거근과 피부 조직을 검판에 고정하여 눈 뜨는 힘 전달이 잘되게 한 후 쌍꺼풀을 만드는 것이 바로 눈매교정술이다. 안검거근이 느슨해 졸려 보이는 눈을 가진 사람에게 눈 뜨는 힘을 증강시키는 조치를 취하지 않은 채 쌍꺼풀을 높게 디자인하면 졸린 느낌이 더 많아지고 소시지처럼 두껍고 부자연스러운 쌍꺼풀이 만들어진다.

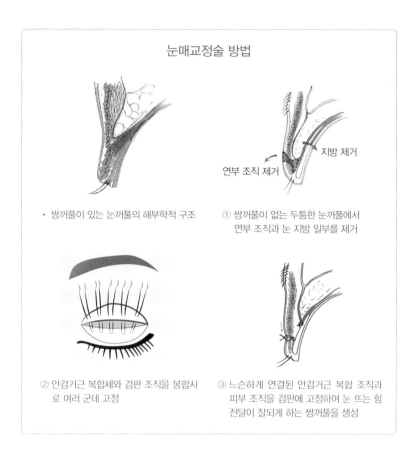

눈매교정술 방법

· 쌍꺼풀이 있는 눈꺼풀의 해부학적 구조

① 쌍꺼풀이 없는 두툼한 눈꺼풀에서
연부 조직과 눈 지방 일부를 제거

연부 조직 제거

지방 제거

② 안검거근 복합체와 검판 조직을 봉합사
로 여러 군데 고정

③ 느슨하게 연결된 안검거근 복합 조직과
피부 조직을 검판에 고정하여 눈 뜨는 힘
전달이 잘되게 하는 쌍꺼풀을 생성

눈매교정술 시 이것에 주의하자

눈매교정술을 하게 되는 경우에 과교정과 비대칭을 조심해야 한
다. 과교정과 힘의 비대칭은 대부분 동시에 나타날 수 있는 부작
용이다. 이런 부작용을 줄이기 위해선 수술 시 '힘을 강화시킨다
기보다는 힘이 잘 전달되게 한다'는 접근이 필요하다.

눈매교정 경험이 많지 않을 경우 힘을 강화하는 데 집중해 좌우의 안검거근의 단축에만 신경을 쓴다. 그러나 건강한 안검거근의 끝단을 찾아서 힘이 잘 전달되도록 해주면, 과교정하지 않고도 충분하게 눈 뜨는 힘을 불어넣어 자연스럽고 예쁜 쌍꺼풀을 완성할 수 있다. 눈매교정술의 경우 의사의 경험치와 숙련도가 더욱 중요한 이유다.

눈매교정 수술의 주의할 점!

① 과교정과 비대칭을 조심해야 한다.
② 눈 뜨는 힘을 강화시킨다기보다 힘이 잘 전달되게 해야 한다.

▨ 눈매교정으로 산뜻하고 또렷한 눈매를 만든다

최근에는 단순한 쌍꺼풀 수술보다 눈매교정술이 더욱 늘고 있다. 실제로 환자들 중에는 힘 전달이 제대로 이루어지지 않는 경계성 안검하수가 더 많다. 과교정을 주의해 숙련된 전문의가 수술한다면 눈매교정술은 매우 만족스러운 결과를 얻을 수 있는 발전된 눈 성형이다.

최근에는 붓기가 적고 절개로 인한 흉터가 별로 남지 않은 쌍꺼풀 수술법으로 비절개 눈매교정술도 인기다. 눈꺼풀이 얇고 지방이 많지 않은 눈을 가진 경우 자연스런 쌍꺼풀을 만들 수 있는 수술법이다. 이렇게 날로 발전하는 수술 방법의 혜택을 받아 더 자신감 있게 살아가는 사람들이 많아지기를 전문의로서 소망해본다.

03 '비절개 눈매교정'은 '매몰법'과 어떻게 다를까

▶ ▶ ▶ ▶ ▶ 　피부를 절개하지 않고 쌍꺼풀을 만드는 매몰법과 비절개 눈매교정은 겉으로 보기엔 별 차이가 없어 보인다. 그러나 매몰법과 비절개 눈매교정은 완전히 다른 수술이다. 수술 방법도 다르고 효과에도 차이가 적지 않다.

　비절개 눈매교정술은 매몰법의 불완전한 부분을 확실히 보완한 수술법이라 할 수 있다. 그러나 보완된 수술법이라고 무조건 매몰법보다 비절개 눈매교정을 선택해야 하는 것은 아니다. 진단에 따라 적합한 수술법을 선택하는 것이 바람직하다. 매몰법은 여전히 간편하면서 덜 침습적이고 효과적인 쌍꺼풀 수술 방법이기도 하다.

　매몰법과 비절개 눈매교정은 어떤 차이가 있는지 알아보자.

▨ 간단하고 후유증이 적은 매몰법

매몰법은 역사가 오래된 수술법이다. 수술 방법도 꽤 다양하고 병원이나 의사마다 변형된 방법도 많다. 일반적으로 눈꺼풀이 얇고 눈을 뜨는 힘이 나쁘지 않은 경우 자연스런 쌍꺼풀을 원할 때 매몰법을 적용한다.

매몰법 수술의 원리는 피부를 절개하지 않고 눈꺼풀에 네다섯 군데 작은 구멍을 내어 피부와 눈 뜨는 근육을 연결하여 쌍꺼풀을 만드는 것이다. 수술 방법이 간단하고 시간이 많이 걸리지 않는다. 그리고 재수술이 어렵지 않으며 수술 후 부기나 멍이 매우 적다는 장점이 있다.

매몰법은 다음의 경우에 적합하다. ① 눈꺼풀 지방이 적고 얇은 경우, ② 쌍꺼풀 액이나 쌍꺼풀 테이프로 쌍꺼풀이 잘 만들어질 경우, ③ 눈 뜨는 힘이 적당한 경우, ④ 눈꺼풀 늘어짐이 없는 경우이다.

매몰법이 적합한 경우

첫째,
눈꺼풀 지방이
적고 얇은 경우

둘째,
쌍꺼풀 액 등으로
쌍꺼풀이 잘
만들어질 경우

셋째,
눈 뜨는 힘이
적당한 경우

넷째,
눈꺼풀 늘어짐이
없는 경우

▨ 매몰법은 어떻게 이루어지나

예전에는 매몰법이 소위 '집는다'고 표현하는 방식으로 수술이 이루어졌다. 눈꺼풀 피부와 검판이라는 연골 조직을 수술용 봉합사로 3~4포인트 고정해 유착을 유도하는 방법이 많이 통용되었다. 이러한 방법은 흉터가 많이 남지 않는 장점이 있지만 쌍꺼풀이 잘 풀리는 단점도 있다. 그래서 최근에는 상안검거근과 피부를 또는 검판과 피부를 여러 군데 복잡하게 실로 엮어서 연결하는 방식으로 수술 방법이 바뀌었으며 디자인에 따라 수술법도 매우 다양해졌다.

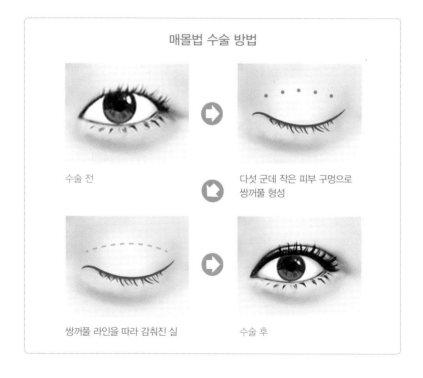

매몰법 수술 방법

수술 전

다섯 군데 작은 피부 구멍으로 쌍꺼풀 형성

쌍꺼풀 라인을 따라 감춰진 실

수술 후

단매듭 연속 매몰 봉합법이란

상안검거근이나 검판과 피부를 실로 엮어 연결하는 방식을 보통 '단매듭 연속 매몰 봉합법'이라고 한다. 이 수술법은 쌍꺼풀 선을 따라 하나의 실로 고리 모양을 만들어 안검거근 조직과 여러 개의 매듭을 만드는 방식의 매몰법이다. 단매듭 연속 매몰 봉합법은 일반 매몰법에 비해 풀릴 확률이 적다는 장점이 있다.

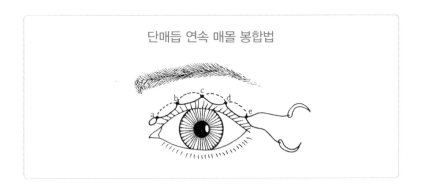

단매듭 연속 매몰 봉합법

매몰법의 한계

매몰법은 여러 장점이 있어 여전히 인기가 있지만 모든 경우에 적용하기에는 한계가 있다. 우선 절개법에 비하여 쌍꺼풀이 풀리는 경우가 많다. 그리고 시간이 흘러서 조직 탄력성이 떨어지고 눈꺼풀의 노화 현상이 생기면서 눈꺼풀이 처지고 쌍꺼풀 선이 점점 흐려질 수 있다. 이 경우 눈을 뜨는 힘이 부족하면 쌍꺼풀 선이 더욱 흐려질 수 있다.

눈을 뜨는 힘이 부족한 경우에 단순히 매몰법을 적용하면 시간이 지나면서 쌍꺼풀이 풀린 것처럼 점점 흐릿해지는 경우가 종종 있다. 매몰법은 눈을 뜨는 구조의 힘에 의존하는 방식이라 부하가 많이 걸려 눈 뜨는 힘을 약화시키거나 점점 느슨해지게 하는 경우도 생길 수 있다.

매몰법의 수술 원리를 생각하면 그 이유를 이해하기 쉽다. 절개법에 비해 쌍꺼풀 선을 따라 유착이 잘 생기지 않기 때문에 내구성이 근본적으로 약간 떨어지게 된다. 즉, 매몰법은 유효 기간이 있는 수술이라고 볼 수 있다.

매몰법의 한계를 보완한 비절개 눈매교정

비절개 눈매교정은 매몰법의 불완전한 부분을 보완한 수술이다. 절개 눈매교정술도 상당 부분 대체할 수 있어 학생 등 나이가 어린 사람들에게도 인기가 있는 쌍꺼풀 수술법이다. 또한 눈 뜨는 힘이 약해 약간 졸려 보이고, 덮인 눈꺼풀 때문에 눈이 작아 보이는 경우에 더 효과가 있다. 비절개 눈매교정술은 피부 두께나 피부 처짐이 심하지 않다면 적극적으로 적용할 수 있는 범위가 넓다는 것도 장점이다.

비절개 눈매교정은 단순하게 쌍꺼풀만 생기게 하는 것이 아니

라 눈을 뜨는 힘도 증강시키기 때문에 피부가 심하게 두껍지 않다
면 피부양이 많아도 쌍꺼풀 선을 선명하게 할 수 있다.

비절개 눈매교정 대상

- 눈 뜨는 힘이 약해서 약간 졸려 보이는 경우
- 덮인 눈꺼풀 때문에 눈이 작아 보이는 경우
- 피부가 약간 두꺼워도 늘어짐이 심하지 않은 경우

비절개 눈매교정은 어떻게 이루어지나?

비절개 눈매교정의 수술 방법은 윗눈꺼풀을 뒤집어서 결막을 노
출시킨 후 수술용 실을 이용하여 결막 조직에 주름을 만들어 간접
적으로 상안검거근 조직을 아래로 전진시키는 것이다. 수술용 봉
합사가 이 과정을 여러 군데에 반복하면서 안정된 주름 유착을 만
들어내게 한다. 이렇게 하면 튼튼하고 확고한 단축 효과와 힘 전
달 강화로 눈을 뜨는 힘이 좋아지게 된다.

비절개 눈매교정은 학생이나 나이가 어리지만 눈이 살짝 졸려
보이면서 피부가 두꺼워 절개 눈매교정을 고려해야 하는 경우에
도 증상이 너무 심하지 않다면 진행이 가능하다. 비절개 눈매교정
은 학부모나 학생이 느끼는 수술에 대한 부담을 크게 줄여주는 면
도 있다.

▨ 비절개 눈매교정의 장점

비절개 눈매교정술은 완전 절개를 하지 않아도 눈 뜨는 힘이 기대 이상으로 좋아진다. 또한 매몰법처럼 겉으로 보기에 흉터가 거의 보이지 않으면서도, 선명하고 또렷한 쌍꺼풀 선을 만들 수 있다는 장점이 있다.

가장 큰 장점으로 유착이 일어나는 수술법이다 보니 매몰법보다 풀리는 경향이 현저하게 적다. 좀 더 구체적으로 비절개 눈매교정이 확실히 유용한 경우는 다음과 같다.

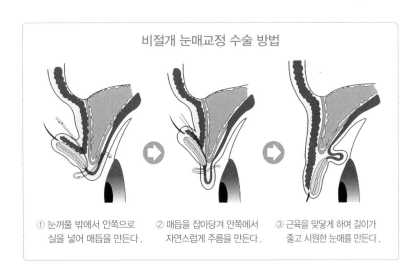

비절개 눈매교정 수술 방법

① 눈꺼풀 밖에서 안쪽으로 실을 넣어 매듭을 만든다.
② 매듭을 잡아당겨 안쪽에서 자연스럽게 주름을 만든다.
③ 근육을 맞닿게 하여 길이가 줄고 시원한 눈매를 만든다.

첫째, 안구 돌출이 심한 경우 부작용 없이 교정 가능

안구 돌출이 심하면서 눈매가 졸려 보이는 경우엔 절개 눈매교정술의 수술 난이도가 높아진다. 그리고 토안(눈을 뜨고 자는 증상)과 같은 수술 부작용의 가능성도 높아 교정양의 조절이 매우 어렵다. 그러나 안구 돌출의 경우라도 비절개 눈매교정은 좌우 비대칭 문제와 과교정의 위험이 없다.

둘째, 쌍꺼풀은 있지만 졸려 보이는 눈매만 교정할 때

쌍꺼풀이 있으나 인상이 졸려 보일 때도 비절개 눈매교정술이 효과가 있다. 이미 쌍꺼풀이 있다면 절개법을 적용하기에 무리가 있는데 이런 경우 눈매를 또렷하게 하는 데 효과가 있다.

셋째, 절개법을 시행했으나 쌍꺼풀 선이 흐릿한 경우

피부가 두꺼운 경우 이미 절개법을 한 후에 쌍꺼풀 선이 흐릿해졌을 때도 효과적이다. 재수술을 하기에는 피부가 얇아져 있으므로 무리가 될 수 있다. 비절개 눈매교정술은 기존 쌍꺼풀 선을 살리면서 어렵지 않게 눈매를 선명하게 할 수 있다.

Beauty TIP — 비절개 눈매교정술이 추천되는 경우

- 안구 돌출이 심한 사람이 졸려 보일 때
- 쌍꺼풀이 예쁘게 있지만 졸려 보일 때
- 피부가 두꺼워 이미 절개법을 시행했으나 쌍꺼풀 선이 흐릿한 경우

▨ 나에게 맞는 수술법은

간단하게 매몰법과 절개법의 차이를 알아봤지만, 쌍꺼풀 수술이 성공적으로 이루어지기 위해서는 눈의 크기나 모양, 눈꺼풀의 상태, 상안검거근의 힘, 피부 탄력도, 전체적인 이미지 등 종합적인 상황을 고려하여 수술 방법을 결정해야 한다는 것을 다시 한 번 강조한다.

비절개 눈매교정의 특징

- 졸려 보이던 눈에 크고 시원한 느낌을 주어 또렷한 인상이 가능해 진다.
- 피부와 결막을 절개하지 않아 흉터가 없다.
- 눈 뜨는 힘이 강해지므로 눈을 뜰 때 편안해진다.
- 수술 후 붓기가 적고 일상생활 복귀가 빠르다.

04 눈썹 모양이 동안 눈 성형의 핵심이라고

▶ ▶ ▶ ▶ ▶ 　남녀노소를 막론하고 가장 많이 하는 성형수술은 단연 눈 성형이다. 젊은 세대는 주로 쌍꺼풀 등을 통해 자신의 이미지를 개선하고 싶어 하는 반면, 노년층은 인상이 바뀌지 않으면서 젊어 보이는 눈을 갖고 싶어 한다. 그리고 나이나 성별에 상관없이 수술 후에도 자연스러워 보이는 눈을 원한다는 것은 공통된 바람이다. 누구나 원하는 자연스러운 눈 성형은 어떻게 가능할까?

눈 성형에서 눈썹이 중요한 이유

앞서도 눈 성형을 위해서는 피부의 두께와 눈 뜨는 힘의 정도, 눈썹과 눈 사이의 거리를 세밀하게 파악해야 한다고 했다. 여기에 눈을 뜰 때 '눈썹을 들어올리는 습관'도 눈 성형을 디자인하는 데 중요한 요소가 된다.

눈을 뜰 때 눈꺼풀을 들어주는 근육이 약하여 졸린 눈처럼 눈이 덜 떠지고 눈을 크게 뜰 때는 자신도 모르게 눈썹과 이마를 추어 올리게 되는 경우를 안검하수라고 한다. 안검하수 증상이 있다면 이를 해결한 후 눈 성형을 진행해야 한다. 특히 노년층은 눈 처짐 부터 해결이 되어야 젊어 보이면서도 자연스러운 눈 성형을 완성 할 수 있다.

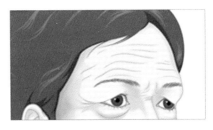

눈을 뜰 때 눈썹과 이마를 추어올리는 습관이 있다면 안검하수를 의심해야 한다.

눈 처짐과 눈썹 처짐을 확인해야 한다

노년층의 눈 성형은 젊은 사람의 눈 성형과 다르게 판단하고 진행 되어야 한다. 눈 처짐을 해결하는 데에 눈썹이 주요한 판단의 기 준이 되는데, 노년층의 경우 피부와 안면 근육의 노화로 눈 처짐과 눈썹 처짐이 많이 동반되어 있기 때문이다. 따라서 자연스러운 눈 성형을 위해서는 눈썹 상태와 처짐 정도를 세밀하게 파악하고 접근해야 한다.

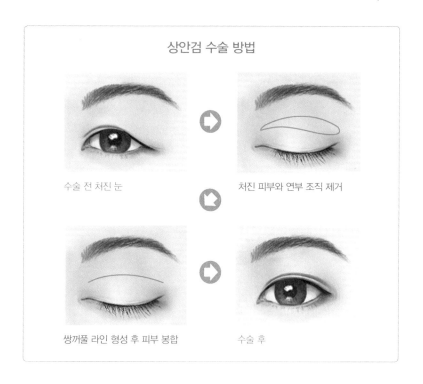

상안검 수술 방법

수술 전 처진 눈

처진 피부와 연부 조직 제거

쌍꺼풀 라인 형성 후 피부 봉합

수술 후

첫째, 현재 눈썹의 최종 위치가 어디인가

눈꺼풀이 처지면 눈썹을 항상 치키고 있게 된다. 이런 상황에서 원래 눈썹 위치를 생각하지 않고 단순히 쌍꺼풀 성형만 시행하면 나중에 눈썹이 내려가면서 눈 처짐이 해결되지 않는다. 그리고 이렇게 단순히 수술할 경우 인상이 사나워 보일 수 있다. 그러므로 눈썹이 너무 많이 내려올 것 같다면 다른 대안을 생각해서 눈 처짐을 해결해야 한다.

눈썹이 내려와도 눈과 눈썹 사이의 거리가 어느 정도 확보가 될 수 있다면 기존의 눈매를 변형시키지 않고 처진 피부를 절제하는 '눈썹 하 거상술'을 진행한다. 너무 내려와서 눈과 눈썹이 극단적으로 가까워질 경우에는 주름과 탄력을 자연스럽게 개선하는 '이마 · 눈썹 거상술'이 효과가 있다.

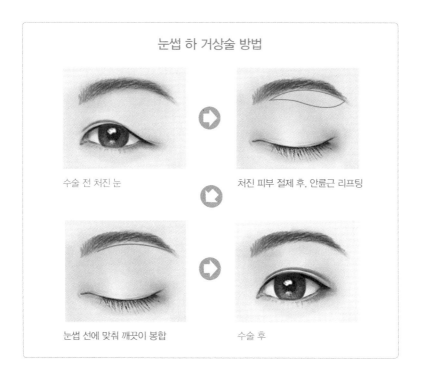

눈썹 하 거상술 방법

수술 전 처진 눈

처진 피부 절제 후, 안륜근 리프팅

눈썹 선에 맞춰 깨끗이 봉합

수술 후

둘째, 원래 눈매의 보존가치가 높은가

나이가 들면서 쌍꺼풀 선이 두세 겹이 되거나 눈 뜨는 힘이 약해져 졸려 보이는 눈이 되기도 한다. 이런 경우에는 눈 뜨는 힘을 개선하거나 처진 피부를 절제하는 쌍꺼풀 성형이 우선적으로 시행되어야 한다. 하지만 단순히 처진 느낌만 해소하고 원래의 눈매를 보존하고 싶다면 이마·눈썹 거상술같이 눈을 우회하는 성형 기법이 더 바람직한 결과를 낸다.

셋째, 현재 눈썹 상태는 어떤가

눈썹 자체의 상태를 파악하는 것도 중요하다. 눈썹이 진한지 희미한지의 여부와 눈썹 문신과 눈썹 메이크업 여부도 수술 방법을 결정하는 요소가 된다. 눈썹 하 거상술은 좋은 수술 방법이지만 정리되지 않는 눈썹 라인은 퍼져 있기 때문에 수술 절개선을 결정하기가 어려워 권장되지 않는다.

노년층 눈 처짐에서 고려해야 할 세 가지

첫째,
현재 눈썹의
최종 위치가
어디인가?

둘째,
원래 눈매의
보존가치가
높은가?

셋째,
현재 눈썹
상태는 어떤가?

▨ 복합 수술로 자연스러움과 만족도를 높인다

노년층이 자연스러움을 목표로 눈 성형을 원한다면, '엔도타인 (endotine) 이마·눈썹 거상술'과 '비절개 방식의 쌍꺼풀 성형', 여기에 '눈 가장자리 피부 절제술'도 함께 하는 복합 성형도 괜찮은 방법으로 권유할 수 있다.

엔도타인은 리프팅 효과가 강력하고 인체 내에서 12개월 동안 서서히 흡수되어 완전히 사라지면서 리프팅을 유지하고 리프팅된 조직이 자리를 잡도록 하는 인체에 무해한 재료이다.

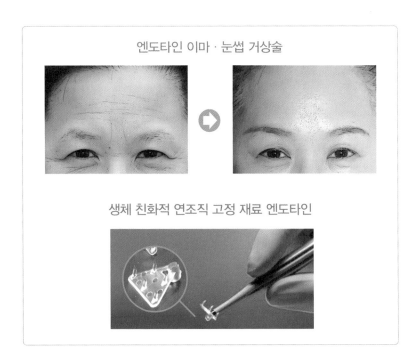

엔도타인 이마·눈썹 거상술

생체 친화적 연조직 고정 재료 엔도타인

▨ 이미지를 유지하면서 자연스러운 성형을 위하여

성형수술 기술의 발전으로 자신의 이미지를 크게 바꾸지 않으면서 단점을 개선하는 수술을 구현할 수 있게 되었다. 또한 연령대에 적합한 수술도 날로 발전하고 있다. '본인의 이미지가 크게 변하는 걸 원치 않는다면 그에 맞춰 자연스러운 눈을 만드는 데 최선을 다해야 하는 것'이 성형 전문의의 책무가 아닐까 싶다. 원칙도 중요하지만 고객 입장에서 좋은 선택을 함께 생각하는 것도 필요할 것 같다.

05 인-아웃 라인 쌍꺼풀?
디자인만의
문제가 아니다

▶ ▶ ▶ ▶ ▶ 우리나라에서 제일 많이 하는 성형수술은 단연 쌍꺼풀 수술이다. 쌍꺼풀 수술 방법도 여러 가지이고 그 결과도 다양하게 나타난다.

쌍꺼풀의 결과를 다르게 하는 것은 단순히 쌍꺼풀 디자인 때문만이 아니다. 쌍꺼풀 높이와 함께 쌍꺼풀 라인을 결정하는 요소는 명확히 존재한다. 그중 하나가 앞트임 여부이다.

지금부터 쌍꺼풀 수술의 결과 만족도에 영향을 끼치는 핵심적인 수술 기법이자 흔하게 이루어지는 최신 앞트임 성형에 대해 알아보도록 하겠다.

눈 성형의 만족도를 높이는 앞트임

앞트임 성형은 눈 앞쪽의 피부를 터서 눈의 크기를 크게 보이도록
해주는 수술이다. 흉터가 생길 가능성이 높기 때문에 다소 공격적
인 성향의 성형수술이라 할 수 있다. 그럼에도 불구하고 쌍꺼풀 수
술과 함께 몽고주름을 제거하는 앞트임 성형이 많이 시행되는 이
유는 눈매 성형에서 더 만족스러운 결과를 얻게 해주기 때문이다.

앞트임 성형은 잘 이루어지면 작고 답답한 눈을 가진 동양인의
눈을 시원하게 보이도록 해주기 때문에 시술 초기부터 동양에서
많이 시술되었다.

몽고주름이 쌍꺼풀 선을 방해하는 이유

쌍꺼풀 라인이 인폴드 라인이 되기 쉽고 피부가
눈 앞부분을 과다하게 가리게 된다.

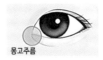

몽고주름

매직 앞트임 성형의 등장

앞트임 성형의 원리는 눈의 안쪽을 덮고 있는 몽고주름을 잘라내
고 피부를 당겨주는 것이었다. 이로써 몽고주름 때문에 답답해 보
였던 안쪽 눈이 시원하게 드러나도록 하는 수술이다.

이런 방식의 수술은 엄밀히 말하면 쌍꺼풀과 상관없이 힘으로 주름을 당겨서 펴고자 하는 수술이기 때문에 흉터가 쌍꺼풀보다 심하게 발생될 수밖에 없었다. 그리고 흉터 위치도 눈 주변에 쌍꺼풀과 상관없는 곳에 존재하기 때문에 흉터에 대한 부담감과 스트레스가 커서 여러 디자인으로 수술법이 난무하는 상황이었다.

그런 상황에서 2000년대 초반 우리나라에서 개발된 '매직 앞트임' 수술법이 등장했고, 이 수술법은 몽고주름을 근본적으로 해결하고 흉터 선을 획기적으로 감출 수 있었다. 그래서 지금은 쌍꺼풀 수술과 함께 가장 많이 시행되는 눈 성형이라고 할 수 있다.

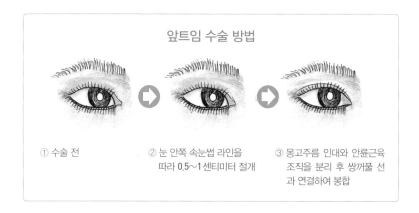

앞트임 수술 방법

① 수술 전 　　② 눈 안쪽 속눈썹 라인을 　　③ 몽고주름 인대와 안륜근육
　　　　　　　　　따라 0.5~1센티미터 절개 　　　조직을 분리 후 쌍꺼풀 선
　　　　　　　　　　　　　　　　　　　　　　　과 연결하여 봉합

▨ 앞트임 성형은 몽고주름 제거 수술

앞트임 성형이란 피부와 붙어 있는 몽고주름 인대를 끊어주는 것으로 실상 '몽고주름 제거술'이라는 명칭이 더 적합하다. 눈 안쪽

깊숙한 속눈썹 선을 따라 0.5~1센티미터 정도의 절개로 피부를 살짝 박리하여 들어 올리면서 피부와 붙어 있는 몽고주름 인대와 안륜근 조직을 분리하고 다시 봉합해주는 방법이다. 최근에는 몽고주름의 깊이에 따라 트는 정도를 조절하므로 예전처럼 무리하게 당겨서 봉합하는 경우는 없다.

몽고주름 제거로 인-아웃 라인 쌍꺼풀을 완성한다

앞트임 성형도 기술 집약적인 수술 기법이다. 그리고 앞트임 성형의 효과는 생각보다 매우 크다. 몽고주름 제거로 덮였던 눈 앞쪽 부분이 드러나면서 눈이 커 보이게 된다. 또한 눈 안쪽 끝에서부터 시작하는 인-아웃 라인으로 쌍꺼풀을 완성할 수 있다. 눈 안쪽에서부터 쌍꺼풀이 시작될 수 있기 때문에 서양인의 쌍꺼풀 선처럼 아웃 라인으로 가지 않더라도 시원한 느낌의 인-아웃 라인 쌍꺼풀을 만들 수 있다. 인-아웃 라인 쌍꺼풀은 시원한 눈매로 보이게 하므로 선호도가 높다.

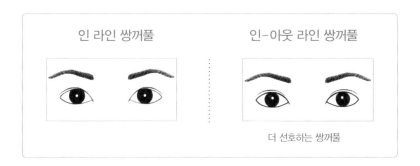

인 라인 쌍꺼풀　　　　인-아웃 라인 쌍꺼풀

더 선호하는 쌍꺼풀

▨ 앞트임 성형, 주의해야 할 것은

쌍꺼풀 수술로 유명한 병원과 그렇지 못하는 병원의 차이는 '앞트임 성형과 눈매교정술을 잘하느냐'에 의해 좌우된다고 봐도 된다. 성형의 효과가 매우 크지만 앞트임 성형이 잘못될 경우에는 재앙에 가까운 흉터를 남길 수 있다.

예전 수술법도 그렇지만 세심하게 이루어지지 못한 앞트임 성형 흉터는 눈을 뜨나 감으나 눈에 많이 띄기 때문에 심각한 결과를 초래할 수도 있어서 주의가 필요하다.

▨ 앞트임 성형의 완성도를 높이는 방법

앞트임 성형 시 완성도를 높이기 위해서는 어떻게 해야 할까?

첫째, 피부와 강하게 유착된 몽고주름을 완벽하게 풀어주고 과도하게 트지 않아야 한다. 이런 상태에서 몽고주름 피부를 알맞게 제거해주어야 한다.

둘째, 눈 안쪽에서 쌍꺼풀 선이 매끄럽게 시작될 수 있도록 디자인해 쌍꺼풀 선과 앞트임 절개선이 적당한 지점에서 만나도록 해주어야 한다.

셋째, 절개선이 최대한 눈 안쪽으로 들어가도록 하고 봉합 시 긴장감을 최소화하여 흉터를 작게 해야 한다.

완성도 있는 앞트임 성형이란?

- 피부와 강하게 유착된 몽고주름을 완벽하게 푼다.
- 쌍꺼풀 선과 앞트임 절개선을 연계하여 디자인해야 된다.
- 절개선을 최대한 눈 안쪽으로 긴장 없이 봉합한다.

▨ 쌍꺼풀과 최고의 궁합, 앞트임 성형으로 만족도를 높이자

앞트임 성형이 성공적으로 되면, 흉터가 잘 보이지 않으면서도 눈 안쪽부터 쌍꺼풀 선이 드러나 눈이 시원해 보이게 된다. 앞트임 성형은 쌍꺼풀 선을 빛나게 하는 수술이며 함께 시행돼야 의미가 더 커지는 수술이기도 하다. 앞트임 성형은 눈 크기를 크게 한다는 개념보다는 피부에 덮여 있던 원래의 눈 크기를 회복하는 개념으로 보아야 한다.

앞트임 성형은 뒤트임처럼 무리를 감내하는 수술이 아니며 많이 이루어지는 수술이다. 그러나 수술법에 대한 연구나 경륜 부족으로 큰 흉터를 남게 하거나 과도한 노출로 어색하게 만드는 사례를 볼 때마다 안타까움을 금할 수 없다.

'어떻게 하면 쌍꺼풀 선을 예쁘게 만들 수 있을까?'라는 고민이 만들어낸 수술법이 바로 앞트임 성형이다. 그런 고민에 걸맞게 수술 방법을 연구하고 완성도 높은 결과를 위해 고민하는 게 성형 전문의의 자세가 아닐까 생각한다.

Beauty TIP 예쁜 눈은 어떻게 완성될까?

• 쌍꺼풀 선이 끝까지 뻗어야 한다.

• 눈 앞부분의 쌍꺼풀 선이 선명하고 답답해 보이지 않아야 한다.

• 앞트임을 잘해야 눈 성형의 완성도가 높아진다.

06 눈 커지고 싶은 욕구가 만들어낸 눈트임 성형

▶ ▶ ▶ ▶ ▶ ▶   눈이 커지고 싶은 사람들이 선택하는 성형수술의 1순위는 단연 쌍꺼풀 성형이다. 그런데 쌍꺼풀 성형만으로 만족하지 못하는 사람들이 늘어나면서 앞트임 성형 외에 뒤트임과 밑트임 등의 성형수술이 등장했다.

일명 '왕눈이 성형'이라고 불리는 뒤트임과 밑트임 성형을 선택하는 사람들도 점점 늘고 있는 추세인데 이런 눈트임 성형이 정말 선택할 만한 수술일까? 앞트임과 뒤트임, 밑트임 성형의 장단점과 허와 실을 알아보자.

왕눈이 성형 1
앞트임 성형이란

쌍꺼풀과 함께 많이 시행하는 앞트임 성형은 쌍꺼풀과 궁합이 잘 맞는다고 할 수 있다. 둘 다 피부 수술이라고 할 수 있고 덮여 있거나 가려진 눈동자를 드러내는 수술이라 잘 구사되면 어색하지 않게 타고난 눈매를 드러내어 크고 시원한 느낌을 줄 수 있다.

앞트임 성형은 물리적으로 눈을 커 보이게 만드는 수술이라기보다는, 몽고주름 때문에 덮인 피부를 제거해 원래의 눈 크기를 되찾아주는 수술이라고 할 수 있다.

몽고주름의 강력한 인대가 눈 안쪽에서 윗눈꺼풀을 잡아당겨 눈 앞쪽 부분이 피부에 덮이게 되어 눈이 작고 답답해 보이게 된다. 앞트임 성형은 몽고주름으로 가려진 눈 앞쪽 부분을 드러나게 하는 수술이다.

앞트임 성형과 쌍꺼풀이 만났을 때

앞트임 성형의 수술적 가치는 쌍꺼풀 선을 인-아웃으로 만드는 데 있다. 동양인의 쌍꺼풀 선은 인 라인이 많고 서양인의 쌍꺼풀 선은 아웃 라인이 많다. 대체적으로 인 라인 쌍꺼풀 선보다 아웃 라인 쌍꺼풀 선이 눈매를 시원하게 보이게 한다.

동양인의 쌍꺼풀 선은 몽고주름에 안쪽이 가려져서 시작된다.

그런데 인-아웃 라인은 몽고주름 없이 열려 있는 상태에서 눈 안쪽에서 쌍꺼풀이 시작되기 때문에 아웃 라인처럼 시원한 느낌이 든다. 앞트임 성형은 비교적 역사가 오래된 수술이다. 쌍꺼풀 성형과 함께 해 시너지 효과를 일으킬 수 있으며 흉터를 적게 할 수 있다. 큰 무리가 없는 성형수술이라고 볼 수 있다.

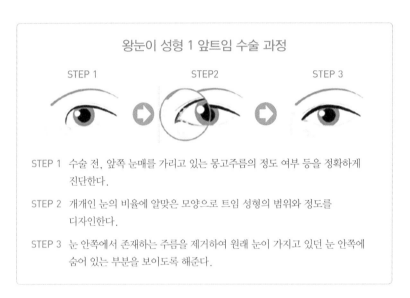

왕눈이 성형 1 앞트임 수술 과정

STEP 1   STEP2   STEP 3

STEP 1 수술 전, 앞쪽 눈매를 가리고 있는 몽고주름의 정도 여부 등을 정확하게 진단한다.

STEP 2 개개인 눈의 비율에 알맞은 모양으로 트임 성형의 범위와 정도를 디자인한다.

STEP 3 눈 안쪽에서 존재하는 주름을 제거하여 원래 눈이 가지고 있던 눈 안쪽에 숨어 있는 부분을 보이도록 해준다.

왕눈이 성형 2
뒤트임 성형이란

눈 크기를 커지게 하는 왕눈이 성형 중 하나인 뒤트임 성형은 간단한 수술이 아니다. 뒤트임 성형은 정확하게는 '눈 바깥쪽 트임 성형'이라고 하는 것이 맞다. 간단하게 설명하면 눈의 바깥쪽을 절개하여 눈의 가로 길이를 길게 만들어주는 수술이기 때문이다.

뒤트임 성형을 고려하는 사람들의 가장 큰 고민은 트임을 한 부위가 '다시 붙지 않을까?' '부작용이 생기지 않을까?' 하는 걱정이다.

뒤트임 성형은 눈트임 성형 중 가장 공격적인 수술이다. 수술이 잘 되면 눈의 가로 길이가 3~4밀리미터(mm) 정도 길게 할 수 있으며 위로 치켜 올라간 눈꼬리를 아래로 내리는 것이 가능하다. 결과적으로 뒤트임 성형을 통해 옆으로 크고 시원하면서 순한 눈을 만들 수 있다.

뒤트임 성형의 성공 조건

뒤트임 성형이 성공적으로 이루어지기 위해서는 다음과 같은 사항이 고려되어야 한다.

첫째, 안구와 안와골 사이 5밀리미터 이상 공간이 있어야 한다.

둘째, 눈이 너무 함몰되어 있지 않아야 한다. 작고 들어간 눈은 수술하기 어렵기 때문이다.

셋째, 안구와 피부 조직을 잘 밀착시키기 위해, 늘어난 눈꼬리를 눈 뒤 뼈쪽으로 활시위 당기듯 당겨 골막에 고정해서 유착을 유도해야 한다. 눈 가장자리가 깊어지게 고정되어야 안구와 피부 결막 조직이 완전히 밀착되어 부작용이 발생되지 않고 넓어진

공간이 시간이 지나도 다시 원위치로 되돌아가는 일이 없기 때문
이다.

왕눈이 성형 2 뒤트임 수술 과정

STEP 1

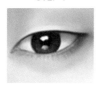

STEP 1 안구와 안와골 사이의 공간 등 눈매 뒤트임을 위
한 조건을 정확하게 진단한다.

STEP 2

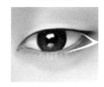

STEP 2 개인 눈의 비율에 알맞은 모양으로 트임 성형의
범위와 정도를 디자인한다.

STEP 3

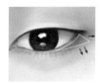

STEP 3 뒤트임은 충분한 박리 후, 눈 가장자리 피부-점막
조직을 골막에 단단히 고정을 한다.

STEP 4

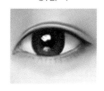

STEP 4 이 과정으로 흉터가 거의 생기지 않고 구조적인
형태의 변화가 이루어져 자연스럽고 시원한 눈매
가 완성된다.

▨ 왕눈이 성형 3
밑트임 성형이란

밑트임 성형은 뒤트임 성형의 완성도를 높여주는 수술이다. 단독으로 시행하기도 하지만 완성도와 안정성, 성형수술의 시너지를 위해서는 뒤트임과 같이 한다.

밑트임 성형이 등장한 이유는 뒤트임 성형의 한계 때문이다. 뒤트임 성형이 수술 과정의 복잡한 것에 비해 눈꼬리가 내려가는 효과가 크지 않았고 눈의 아랫변이 수평에 가깝게 조정이 되지 않았다. 거기에 뒤트임을 무리하게 하면 수술한 느낌의 어색한 눈밑 라인이 형성되었다. 이런 뒤트임 성형의 한계를 보완하기 위해 밑트임 성형이 개발된 것이다.

뒤트임과 밑트임이 만났을 때

눈 아래 눈꺼풀을 내려서 시원하게 만들어주는 수술인 밑트임 성형은 뒤트임과 같이 하게 되면, 눈꺼풀 아래 가장자리 슬로프가 완만하게 내려가면서 각도가 벌어져 뒤트임 효과가 더 커지고 눈밑 선이 매끄럽게 연결된다.

뒤트임 부작용으로 비교적 흔하게 안검외반 같은 증상이 발생하는데, 이에 대한 예방도 될 수 있어서 수술의 완성도를 높여줄 수 있고 어색함 없이 자연스러운 눈 모양을 만들 수 있다.

밑트임 성형은 눈의 아래 눈꺼풀의 중간 부분에서 바깥쪽으로 가는 라인을 밑으로 내리는데 결막을 통해서 수술하므로 흉터가 전혀 없다는 장점이 있다. 다만 흰자위가 많이 보이거나 눈꺼풀이 많이 내려온 안검하수가 심한 사람에게는 적합하지 않다.

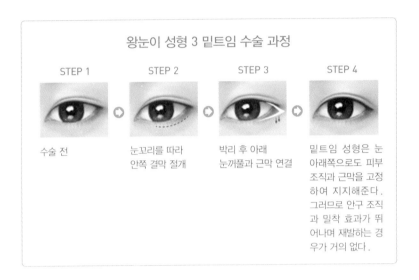

왕눈이 성형 3 밑트임 수술 과정

STEP 1	STEP 2	STEP 3	STEP 4
수술 전	눈꼬리를 따라 안쪽 결막 절개	박리 후 아래 눈꺼풀과 근막 연결	밑트임 성형은 눈 아래쪽으로도 피부 조직과 근막을 고정 하여 지지해준다. 그러므로 안구 조직 과 밀착 효과가 뛰 어나며 재발하는 경 우가 거의 없다.

▨ 내 눈매 특성에 맞는 수술인지 확인한다

눈이 커지고 싶은 욕구가 만들어낸 눈트임 성형은 쌍꺼풀 다음으로 흔한 눈 성형이다. 하지만 남용하지 말고 자신의 개성과 조건에 맞게 설계되어야 한다. 실제로 뒤트임이나 밑트임 성형을 상담하는 환자의 절반 정도는 수술이 필요 없거나 수술하는 것이 적합하지 않은 경우가 많다.

흔하게 이루어지는 성형이라도 전문가의 섬세한 판단과 수술 경험 및 능력에 따라 결과가 크게 달라진다. 눈트임 성형은 얻는 효과가 큰 만큼 끊임없는 연구와 보완이 필요한 분야이기도 하다.

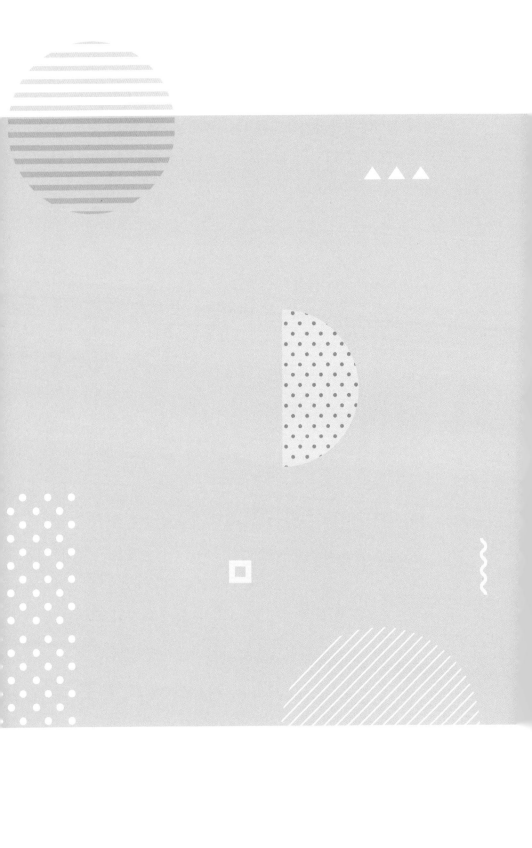

CHAPTER 3

자연스럽고 예쁜 얼굴 윤곽선을 찾기 위한
올바른 노력

01 점점 큰 수술이 되어가는 최근 코 성형의 허와 실

▶ ▶ ▶ ▶ ▶   세월의 흐름을 느낄 수 있는 것은 의료 분야에서도 마찬가지이다. 예전 코 성형은 단순히 작고 납작한 코를 높게 세우는 것이 대부분이었다. 최근에는 성형한 티가 약간 나더라도 시원하게 높으면서도 쭉 뻗어 도도한 느낌을 주는 코 모양을 선호하는 경향도 있다. 이런 경향에 따라 다소 무리가 따르는 여러 성형 기법이 소개되고 있다. 그러나 코 성형 시 얼굴 전체와의 조화를 고려한 자연스러운 코 모양을 추구하는 것은 여전하다. 그래서 자연스러운 코 성형을 위한 기술도 계속 발전하고 있다.

한편 크기가 큰 코나 매부리코를 여성스럽고 부드러운 선의 코로 성형하길 원하는 사람들도 많아지고 있다.

코 성형수술 기법의 기술적인 완성도가 높아진 요즘, 자연스럽고 예쁜 코는 어떻게 가능할까?

자연스럽고 예쁜 코의 비밀

세계적으로 우리나라만큼 코 성형에 사용되는 보형물의 재료가 발달한 나라가 없다고들 한다. 보형물이나 코 성형 재료는 자가 연골을 사용하는 것보다 쉬운 면이 있다. 하지만 코 성형 시 연골을 사용하는 데는 이유가 있다. 자가 조직이기도 하지만 장기간 모양 변형이 없고 흉터 반응이 적으며 장기간 이식 후에도 흡수되지 않기 때문이다.

특히 코끝 수술 시 피부의 두께나 조건을 고려하지 않고 코끝까지 무리하게 보형물을 사용하거나 바닥부터 코끝까지 단단하게 지지하는 경우, 시간이 경과하면서 코끝 피부가 점점 얇아지면서 빨개지거나 변형되는 부작용이 생기기 쉽다. 그래서 코 성형을 할 때 장기적으로 발생될 수 있는 문제까지 고려해야 한다.

자가 연골을 이용한 코 성형의 장점

부작용도 없고 모두가 원하는 자연스럽고 예쁜 코가 되기 위해서는 코끝만큼은 반드시 보형물이 아닌 자가 연골을 사용하는 것이 좋다. 콧대가 낮은 경우엔 실리콘 보형물을 쓰는 게 가장 무난하고 콧등 바닥면과 잘 밀착되도록 보형물이 가공되어 있다면 별다른 문제도 생기지 않는다. 하지만 이미 코가 크거나 매부리코인 경우 자가 조직만으로도 충분히 아름다운 코를 만들 수 있다.

자가 조직을 이용해 코 성형을 한다고 해도 어떤 수술 기법으로 진행되느냐에 따라 결과가 매우 달라진다.

위치와 용도마다 적합한 연골은 따로 있다

코 성형에 사용되는 자가 조직은 귀에서 채취하는 귀연골, 콧속을 좌와 우로 나누는 비중격연골과 늑연골(가슴연골)이 있다. 귀연골은 소프트하고 잘 구부러지는 성질이 있으며, 늑연골은 굵고 단단해서 코 재건 성형에 적합하다. 코 성형에 가장 많이 쓰이는 연골은 귀연골과 비중격연골이다. 비중격연골은 책받침처럼 얇고 빳빳하여 가공하면서 다루기 좋은 특성이 있어 콧방울연골 구조를 지지하거나 모양을 변형 또는 강화하는 데 훌륭한 성형 재료라고 할 수 있다. 그러나 비중격연골은 채취하는 과정이 까다롭고 다루기가 힘든 편이라 전문의라도 노련함이 필요하다.

각 연골의 특성과 장단점이 다른 만큼, 집도 의사마다 선호도가 다르지만 코 성형 조건에 맞는 재료를 선택하여 사용하는 것이 중요하다.

코 성형에 사용되는 연골

귀연골

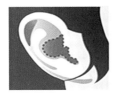

탄성이 뛰어나고 부드러워 코끝을 보강하여 올리는 데 사용하며 자연스럽다.

비중격연골

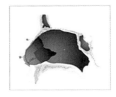

콧구멍 안쪽의 공간을 나누는 물렁뼈로 콧기둥을 세우거나 길이 연장에 사용한다.

늑연골

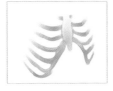

콧대에도 사용이 가능한 튼튼한 연골이지만 특수한 경우에만 사용된다.

코 성형수술의 핵심 기술

코 성형수술에서 핵심 기술은 '연골을 다루는 기술'과 '코뼈를 매끈하게 절골하는 기술'이라고 본다. 여기에 더해 '불완전 절골 기술'을 추가할 수 있다.

콧대를 높이는 경우에는 콧등뼈 부위를 매끄럽게 다듬고 미리 제작된 완제품 보형물을 잘 다듬어 사용하는 것으로 충분하다. 하지만 코뼈가 높으면서 넓게 퍼져 있거나 휘어 있는 경우에는 코뼈 모양를 날렵하게 개선해주어야 한다. 코뼈가 크다면 보형물을 사용하지 않고 적절히 콧대 높이를 줄이고 넓은 코뼈의 베이스 부분을 절골하여 모양을 잡아주면서 모아주게 되는데, 코가 크거나 매부리코인 경우에는 이 과정이 필수이다.

많은 병원에서는 콧대를 매끄럽게 한다는 이유로 절골한 코뼈 위에 보형물을 삽입한다. 그러나 코뼈 자체가 이미 큰데 콧등에 보형물을 또 얹힌다는 것은 당치 않은 방법이다. 보형물을 사용하지 않을 수 있다면 절골한 콧등에는 보형물을 사용하지 않는 것이 미적으로도 자연스럽고, 장기적으로도 안전하고 부작용도 적다.

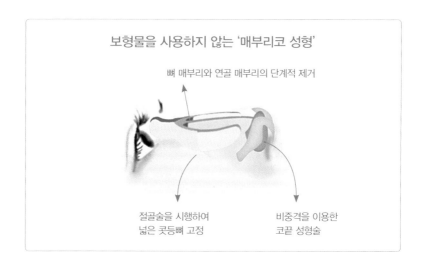

보형물을 사용하지 않는 '매부리코 성형'

뼈 매부리와 연골 매부리의 단계적 제거

절골술을 시행하여
넓은 콧등뼈 고정

비중격을 이용한
코끝 성형술

▨ 코뼈의 불완전 절골

코뼈를 불완전 절골하는 기술 역시 코 성형에서 중요한 핵심 기술 중 하나라고 본다. 코 성형에서 불완전 절골이란 절골해야 하는 코뼈를 완전히 절골하지 않는 것을 말한다. 의학적으로 불완전 절골을 'greenstick fracture(부전골절)'이라고 하는데, 코 성형 시 절골을 greenstick fracture 상태가 되도록 하는 것이다.

코뼈를 완전히 절골해 어긋나게 하지 않고 코뼈의 가장 윗부분에서 일부 골막을 남겨 금만 가는 정도로만 처리하면 절골이 되어도 코뼈가 심하게 덜렁거리지 않게 된다.

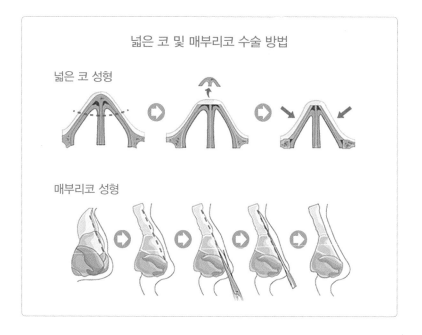

넓은 코 및 매부리코 수술 방법

넓은 코 성형

매부리코 성형

불완전 절골된 부위를 일부 약간 남겨두게 되면 절골된 코뼈가 모아지더라도 흔들림이 적어져 상처가 아무는 과정에서 뼈 사이에 흉터 살이 튀어나와 다시 매부리코처럼 변형되는 것이 방지가 된다.

즉, 골막이 보존된 정상 구조 상태가 남아있게 되면 아무래도 뼈가 덜 움직이기 때문에 지지하는 힘도 커지게 된다. 이는 매부리코에서 콧대선을 마무리하는 데 매우 중요하다.

▨ 코끝 성형도 중요하다

한국 사람은 콧방울연골을 모아주는 것만으로는 코 높이를 충분히 높이지 못하는 경우가 많다. 그래서 코끝 연골 이식으로 코끝 높이를 높여주는 수술이 필요하다. 여기서 중요한 건 코끝 연골 이식 전 반드시 콧방울의 연골 사이에 자가 조직을 삽입해 지지

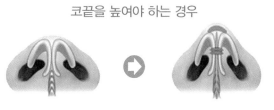

코끝을 높여야 하는 경우

콧방울 사이에 자가 조직을 삽입하여 지지 구조를 보강해주고, 코끝에 연골을 이식해야 한다.

구조를 보강해주어야 한다는 점이다.

힘이 없는 담벼락에 무거운 지붕을 얹으면 담벼락 모양이 변형된다. 이처럼 지지 구조를 보강해주지 않고 연골 이식만 하면 콧구멍이 눌려서 찌그러지거나 양쪽 콧방울이 짝짝이로 될 수 있기 때문이다. 코끝 높이에 비해 콧구멍이 작고 퍼진 모양이 되기도 쉽다.

▨ 코끝 성형은 반드시 자가 연골을 사용해야 한다

아직도 많은 경우 지지 구조를 보강하지 않거나, 자기 조직이 아닌 성형 재료를 이용하여 코끝 성형을 하는 경우도 많아 안타깝다.

길이를 지나치게 늘이거나 코끝을 무리하게 높게 만들기 위하여 연골 이외에 메드포어 같은 인조뼈나 타인의 연골 등을 사용하여 강한 지지 구조를 만들려고 한다. 그러나 세상 모든 일이 그렇듯이 코끝 성형도 과유불급이라고 코끝이 어느 정도는 움직일 수 있도록 여유 있는 구조로 디자인하고 수술해야 문제가 생기지 않는다.

코끝이 너무 딱딱하다면 생리적으로도 맞지 않는다. 또 피부 조직이 늘어날 수 있는 정도의 높이와 길이를 추구하는 것이 바람직하다. 피부 조직의 인장 강도는 생각보다 강하고 반격도 만만치 않고 집요하다. 그래서 코끝 구조가 서서히 변형되거나 코끝 피부가 얇아지는 부작용이 생길 수 있다.

자가 조직으로 완성하는 코 성형

얼굴과의 조화를 고려한 자연스럽고 예쁜 코 모양을 만드는 데는 고도의 숙련된 기술이 필요하다. 코끝까지 자연스러운 라인을 완성해주는 것은 그냥 '할 수 있다'가 아니라 '잘 할 수 있다'는 경험과 자신감이 있어야 한다.

자신감이 부족하여 자연스러운 라인을 만들지 못하면, 가뜩이나 크고 미간이 높아 보형물을 쓰지 않아도 되는 매부리코를 보형물로 모두 덮어버리는 경우도 있다.

매부리코는 콧등이 전체적으로 튀어나와 있는 경우, 콧망울이 화살표 모양으로 떨어지는 경우, 코뼈만 튀어나와 있는 경우 등 다양하다. 그러므로 개별 특성에 따라 교정이 이루어져야 한다.

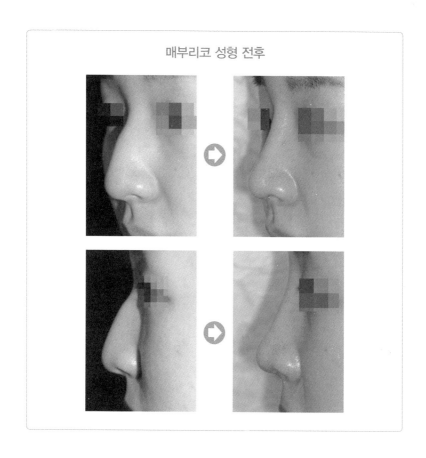

매부리코 성형 전후

가장 아름다운 코는 얼굴의 특성에 맞춘 디자인

사람들의 얼굴 모양이 각양각색이듯 코 모양도 각양각색이다. 성형수술에서 아무리 강조해도 지나침이 없는 것은 '개별의 특성에 맞는 성형이 이루어져야 한다'는 사실이다. 그리고 개별의 특성에 맞게 수술법도 달라져야 한다. 개별의 특성을 무시한 채 천편일률적인 디자인과 수술 방법은 절대 용납되어서는 안 된다.

자연스러운 코를 위한 보형물 없는 코 성형

- 보형물은 필요한 경우에만 사용해야 한다.

- 코끝은 연골만 사용해 예쁘고 세련된 라인을 만든다.

- 보형물을 사용할 경우에는 사전 제작된 딱 맞는 보형물로 콧대에만
  적용해야 한다.

02 코 길이 연장술은 코 성형의 만능해법이 아니다

▶ ▶ ▶ ▶ ▶ 　콧대는 얼굴 중앙에 위치한 얼굴의 중심선이다. 코에 대한 콤플렉스가 있다면 수술한 티가 안 나는 자연스럽게 오똑해지는 코 성형을 희망할 것이다. 아무리 코가 높고 오똑해져도 수술한 티가 난다면 만족도가 크게 떨어질 수밖에 없다. 실제로 코 성형이 잘 이루어졌다면 수술했는지 여부를 처음 만나는 사람이 못 알아볼 정도가 되어야 한다. '코 성형이 잘되었다'라는 것은 지인들로부터 '이목구비가 수려해지고 예뻐졌는데 코를 수술한지는 몰랐다'는 말을 듣는 상태라고 생각한다.

그럼 코 성형이 잘되었다는 것은 어떤 것일지 구체적으로 알아보자.

▨ 개개인의 특성에 따른 디자인

코 성형이 잘되기 위해서 가장 중요한 것은 개개인의 얼굴과 코의 특성을 파악하는 일이다. 그리고 그에 따라 수술이 다르게 이루어져야 이상적인 코 성형이라 할 수 있다.

하지만 아직 안타깝게도 그렇지 않은 경우가 많다. 예를 들어 코끝이 들린 들창코와 코 길이가 짧은 코는 전혀 같지 않은 경우임에도 종종 두 경우 모두에 코 길이 연장술이라는 수술로 성형을 한다는 점이다.

코 길이가 길면서 들창코인 경우에 코 길이 연장 수술을 적용하게 되면 코가 들린 정도는 완화된다고 해도 콧대 길이는 더 길어 보이게 될 수 있다. 코가 크면서 들창코인 경우에 단순히 코 길이

들창코의 두 가지 유형

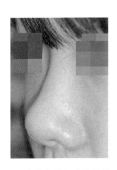 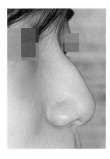

코 길이가 짧으면서 들창코인 경우 코 길이가 길면서 들창코인 경우
➡ 코 길이 연장술 적합 ➡ 코 길이 연장술 부적합

연장술을 할 경우 다른 형태의 큰 코가 되어 버릴 수 있다. 부드러운 인상이 되지 못하고 코가 부담스럽게 큰 느낌이 들게 되는 것이다.

들창코이면서 코가 길거나 클 경우에 들창코를 완화하기 위해 단순 코 길이 연장 수술을 하게 되면 예쁜 코와는 거리가 멀어지게 된다.

▨ 코 성형의 원칙

자연스러운 코 모양이라고 할 때 '자연스럽다'의 의미는 코의 길이와 각도가 얼굴 전체로 볼 때 무난하다는 의미이다. 얼굴의 중앙에 위치하고 있는 코가 너무 도드라지지 않으면서도 자체적으로는 모양과 크기가 자연스럽고 예뻐야 한다. 따라서 수술 방향도 코가 길거나 크면 개선 가능한 범위 내에서 줄여주어야 하고, 코끝이 들려 있으면서 길이가 짧으면 늘려줘야 하는 것은 코 성형의 원칙이다.

그러므로 길이가 짧은 코는 코 길이 연장술을 해야 하는 것이 맞지만 큰 코이거나 긴 코이면서 코끝이 들린 들창코인 경우는 코 길이 연장술이 필요 없다. 이런 경우 코의 길이와 크기를 축소하면서 코끝 각도를 조정하여 코끝 모양을 자연스러운 각도로 조정하는 기술로 마무리되어야 한다.

▨ 코의 생체적 특성을 이해한 디자인

한국인의 경우 코가 낮으면서 들창코인 경우가 많다. 그렇다 보니 코 성형에 있어서 콧대를 높이면서 코끝도 오똑하게 살려주어야 한다. 그런데 코끝이 높아지면 코끝이 들려 보이는 현상이 심해지기 때문에 콧대를 충분히 높일 경우에는 코 길이 연장술이 필요해 보이는 경우가 많다. 그래서 코 길이 연장술이 낮은 코 성형에서 만능 해법인 것처럼 적용하는 일이 많다.

코의 윗부분은 딱딱하고 아랫부분은 부드럽다. 딱딱한 부분은 코뼈와 비중격연골로 이루어진 부분이고 부드러운 부분은 콧방울연골과 피부 조직으로 구성되어 있다.

코 길이 연장술은 아랫부분의 부드러운 부분을 물리적으로 길게 늘려주는 수술이다. 먼저 비중격연골이나 귀연골을 채취하고 지지

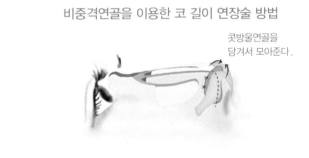

비중격연골을 이용한 코 길이 연장술 방법

콧방울연골을 당겨서 모아준다.

① 비중격연골을 일부 채취하여 남아있는 비중격연골 아랫부분에 고정
② 콧방울연골을 당겨서 이식한 연골 끝부분에 고정하여 마무리

구조로 남아있는 비중격연골과 아래도 늘린 상태의 콧방울연골 사이에 연골 이식으로 지지하여 모양을 유지해주는 수술이다.

코 길이 연장술은 만능해법이 아니다

개개인 코의 특성을 고려하지 않고 단순히 코 길이 연장술로만 모양을 개선하려고 한다면 신축성이 있어야 할 코 아랫부분이 단단해져서 부자연스럽게 보일 수 있다. 또한 피부 당김 등으로 기능적으로도 불편할 수 있다.

단순히 코 길이 연장술을 하는 것은 코끝이 너무 딱딱해져서 기능적으로 문제도 있기에 남발하면 안 되는 코 성형이다. 특히 코 길이를 늘리기 위해 자기 조직이 아닌 보형물 등으로 연장할 경우, 자칫 단단하게 흉터 반응이 많은 고정된 코가 될 수 있다. 오히려 돌이킬 수 없는 성형한 느낌이 많은 부자연스러운 코가 될 수 있어서 주의가 필요하다.

코 길이 연장술, 이 점에 주의하자

- 코 길이를 늘리기 위해 자가 조직이 아닌 성형 재료로 연장할 경우 흉터 반응이 생길 수 있다.
- 흉터 반응으로 부자연스럽게 단단한 코가 될 수 있으니 남발하면 안 되는 수술법이다.

개개인의 특성에 따른 디자인

코 길이가 적당하거나 약간 길면서 코끝이 살짝 들려 있는 경우라면, 약간 변형된 방법으로 해결할 수 있다. 코 길이 연장술 대신에 남아있는 비중격연골의 아래쪽 끝부분의 모양을 다듬어 코끝의 비주(Columela, 콧기둥)가 약간 들어가게 조정해주는 방법이다. 이렇게 하면 코끝이 들려 보이는 것을 상당 부분 줄일 수 있다. 아주 심한 들창코인 경우에는 어려울 수 있지만 콧방울연골의 모양 조정과 이식되는 연골의 각도 조정 등을 함께 구사해 자연스럽게 오똑한 코끝을 만들 수 있다.

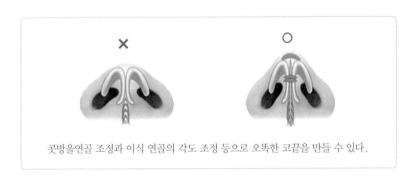

콧방울연골 조정과 이식 연골의 각도 조정 등으로 오똑한 코끝을 만들 수 있다.

완벽한 코 성형이란

전문의의 관점에서 본, 자연스러운 코 성형을 위한 포인트는 다음과 같다.

첫째, 콧구멍 모양이 예뻐야 한다.

코 성형 후 콧구멍 모양이 너무 동그랗거나 납작하게 눌려 있다면 잘된 코 성형이라고 할 수 없다. 코 성형이 균형 있게 잘되었을 경우에는 콧구멍 모양도 크게 개선되어 예뻐지게 된다.

둘째, 보형물이 도드라지지 않아야 한다.

고어텍스보다는 실리콘이 장기적으로 볼 때, 더 안정적인 보형물이다. 다만 실리콘을 코 특성에 맞춰 잘 다듬어 콧등 곡선에 맞게 안착되도록 정교하게 수술해야 한다. 이렇게 해야 보형물이 잘 들러붙어 피부 밖으로 보형물이 비치지 않고 구축현상 없이 마무리될 수 있다.

셋째, 콧대 높이와 코끝 각도가 얼굴과 조화를 이루어야 한다.

코의 시작점이 이마에 비해 높다든지 코끝이 콧대보다 낮거나 너무 들려 보인다든지 하면 안 된다. 부자연스러운 코 윤곽선은 성형한 느낌을 너무 강조하게 되어 바람직하지 않다.

▨ 보형물은 어떤 것이 좋을까

바람직한 코 성형이 되기 위해서는, 코 성형에 콧대 보형물 이외에는 연골 조직만으로 마무리하는 게 가장 바람직하다. 연골은 자가 조직이기 때문에 흉터 반응이 적으며 장기간 이식 후에도 모양이 변형되거나 흡수되지 않기 때문이다.

연골 조직 중에서도 책받침처럼 얇고 빳빳한 비중격연골이 길이 연장을 비롯한 코끝 성형에 가장 적합한 재료가 아닐까 생각한다. 가공하면서 다루기 좋은 특성이 있어 콧방울연골 구조를 지지하거나 모양을 변형 또는 강화하는 데 귀연골보다 우수한 점이 많다.

코 성형에 많이 사용되는 비중격연골은 일부 채취해서 사용하게 되는데 남아있는 부분은 지지 구조 역할을 해야 한다. 중요한 부분이지만 이미 언급했듯이 남아있는 모양을 일부 잘 다듬는 것만으로도 코끝은 들려 보이지 않게 마무리할 수 있다.

▨ 얼굴의 중심을 잡아주는 코 성형은 나에게 맞게

코는 입체적인 구조이고 사람마다 모양이 제각각 다르다. 그러므로 개개인의 특성을 고려하지 않고 틀에 박힌 수술 방법을 적용하는 것은 바람직하지 않다. 당연히 필요 없는 과정은 적용시키면 안 된다.

최근 코끝을 높이는 코 성형에서 코 길이 연장술이 아무렇지도 않게 기본적으로 적용되는 것 역시 전문의 입장에서는 안타까운 생각이 든다. 이미 코가 충분히 길거나 큰 경우임에도 불구하고 코끝이 들린 것을 수정하기 위해 코 길이 연장술을 시행하면, 코 끝이 딱딱해져서 일상생활에 불편함을 초래할 수 있고, 다른 스타일의 큰 코가 되어 부자연스러운 결과를 만들 수 있다.

아무리 좋은 기술도 사람 중심이 아니면 무의미하듯, 아무리 좋은 성형 기술도 개개인의 특성을 무시하면 자연스럽고 좋은 결과를 만들 수 없다. 좋은 기술이 자연스러운 결과를 낸다는 점에서 코 성형에서도 역시 예외가 아니라는 점을 명심해야 한다.

Beauty TIP 전문의의 관점에서 본 자연스러운 코 성형을 위한 포인트

- 콧구멍 모양이 예뻐지는 코 성형이어야 한다.
- 코 성형에 사용된 보형물이 도드라지지 않아야 한다.
- 콧대의 높이와 코끝의 각도가 주변 얼굴 구조와 잘 조화를 이루어야 한다.

03 안면 윤곽에서 핵심인 턱끝 성형

▶ ▶ ▶ ▶ ▶ 눈과 코 등을 예쁘게 성형했어도 얼굴선이 각지거나 턱끝이 뭉툭하다면 전체적인 인상이 아름다워 보이지 않는다. 그래서 최근에는 코끝 성형과 함께 턱끝 성형이 늘어나고 있다. 눈과 코는 그대로인데 '왜 갑자기 세련되어 보이는 거지?'라는 생각이 드는 사람이 있다면 턱끝 성형 덕분일 수 있다. 얼굴선을 완성하는 성형이 바로 턱끝 성형이기 때문이다.

턱끝 성형은 얼굴 윤곽선을 마무리하면서 새로운 인상을 만들어낸다. 그래서 양악(상악과 하악) 수술을 대신해 턱끝 성형을 선택하는 경우도 많아지고 있을 정도이다.

아름다움을 완성하는 턱끝 성형에 대해 알아보자.

▨ 양악 수술과 턱끝 성형의 차이

무턱으로 고민하는 경우 종종 양악 수술과 턱끝 성형인 무턱 성형을 함께 고려하는 경우가 많다. 하지만 양악 수술과 무턱 성형은 같은 수술이 아니다. 수술의 무게도 다르다. 어떤 수술을 시행할 것인지는 먼저 정확한 진단이 필요하다.

아래턱(하악)이 위턱(상악)보다 작고 후퇴되어 있는 경우는 보통 성장 과정에서 위턱과 아래턱의 균형과 비율이 깨져서 생긴 증상이다. 증상이 심하면 치아 배열이 어긋나 미용적인 문제뿐만 아니라 기능적인 문제도 발생한다. 이런 경우에는 상악과 하악의 뼈 위치를 맞추는 양악 수술이 필요할 수 있다. 양악 수술은 매우 적극적으로 접근하는 고위험의 수술이라고 할 수 있다.

반면에 일반적인 턱끝 성형은 치아 기능에는 큰 문제가 없으나, 턱의 모양을 개선해 얼굴 윤곽선을 아름답게 완성하기 위한 수술이다. 턱끝 성형은 특히 턱이 각져서 인상이 억세 보이고 나이가 들어 보일 때 가장 필요하며 효과가 있다.

▨ 'V 라인'을 위한 수술

아래턱이 심하게 사각으로 각이 진 얼굴 윤곽은 나이를 들어 보이게 한다. 턱이 각진 경우 아래턱을 V 라인으로 만들어주는 사각턱 축소술과 함께 턱끝 절골 성형이 함께 필요하다.

사각턱 축소 수술은 인위적으로 턱을 깎아내는 수술이 아니다. 턱의 폭을 줄여 피절골 절제술로 턱뼈의 두께와 턱선을 줄여주는 수술이다. 이 수술에선 정면 모습이 갸름한 V 라인으로 갸름해 보이면서 자연스러운 턱선을 만드는 것이 중요하다.

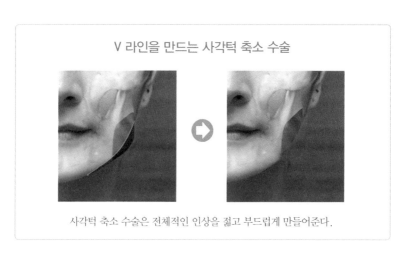

V 라인을 만드는 사각턱 축소 수술

사각턱 축소 수술은 전체적인 인상을 젊고 부드럽게 만들어준다.

▨ T절골술은 어떻게 이루어지나

자연스러운 V 라인을 만드는 턱끝 수술 기법에는 크게 T절골술과 W절골술, 두 가지가 있다. 이 중 T절골술은 사각턱 축소 성형과 함께 시행되는 경우가 많은 수술이다.

T절골술은 T모양의 턱뼈 절골을 통해 앞턱의 높이와 좌우의 폭을 줄이고 턱끝의 전후 돌출도 조정할 수 있어서 무턱 교정부터

주걱턱에까지 가장 많이 시행되는 턱끝 성형 방법이다. 비대칭한 높이와 폭도 미세하게 조절할 수 있어 결과가 좋고 기능적으로도 턱 근육의 자연스러운 움직임이 보장된다.

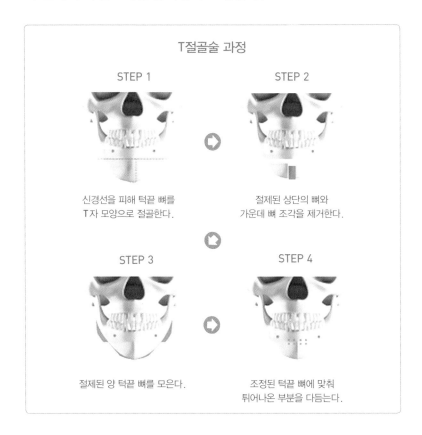

T절골술 과정

STEP 1

신경선을 피해 턱끝 뼈를
T자 모양으로 절골한다.

STEP 2

절제된 상단의 뼈와
가운데 뼈 조각을 제거한다.

STEP 3

절제된 양 턱끝 뼈를 모은다.

STEP 4

조정된 턱끝 뼈에 맞춰
튀어나온 부분을 다듬는다.

W절골술은 어떻게 이루어지나

W절골술 역시 사각턱 수술과 함께 시행되는 경우가 많은 수술이지만 보통 턱선을 절제하는 사각턱 절제술과의 조합으로 시행된다.

신경선을 피해 턱끝을 W자로 절골한 후, 가운데 턱 조각을 빼내서 모아주어 턱끝의 길이를 축소하고 폭을 줄여준다. 이와 함께 시행하는 사각턱 절제술을 통해 턱의 옆선까지 길게 다듬어 자연스러운 V 라인 턱을 완성하는 수술이다.

W절골술은 아래턱의 높이와 폭을 줄이는 방식이 비교적 쉽고 디자인에 따라 턱끝 길이의 연장도 가능해서 V 라인 턱선을 만드는 게 보다 수월하다는 장점이 있다.

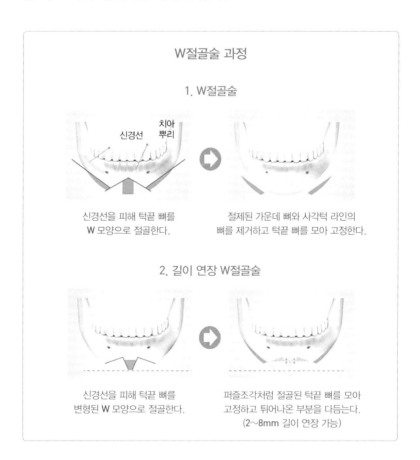

W절골술 과정

1. W절골술

신경선 치아뿌리

신경선을 피해 턱끝 뼈를
W 모양으로 절골한다.

절제된 가운데 뼈와 사각턱 라인의
뼈를 제거하고 턱끝 뼈를 모아 고정한다.

2. 길이 연장 W절골술

신경선을 피해 턱끝 뼈를
변형된 W 모양으로 절골한다.

퍼즐조각처럼 절골된 턱끝 뼈를 모아
고정하고 튀어나온 부분을 다듬는다.
(2~8mm 길이 연장 가능)

▨ 무턱으로 인상이 흐릿해 보일 때

턱이 크거나 각이 진 경우에도 턱끝 성형을 시행하지만 무턱으로 턱 선이 불분명할 때도 턱 성형으로 세련되고 아름다운 인상을 만들 수 있다.

무턱은 턱뼈가 덜 발달되어 턱이 작아 보이고 피부 근육이 쭈글쭈글해진다. 또한 턱살이 처지는 일명 이중턱이 되기도 쉽다.

Beauty TIP   무턱 성형이 효과적인 경우

- 외형상 턱이 작고 후퇴되어 보이는 경우
- 턱끝 근육이 뭉쳐 찌글찌글해져 있는 경우
- 턱선이 흐릿하고 이중턱처럼 턱 아래에 살이 많아 보이는 경우

▨ 무턱 성형은 어떤 방법이 있나

이런 무턱 증상을 해결하기 위해서는 다음의 성형 방법이 있다.

① 볼륨을 넣는다.
② 작은 보형물을 넣는다.
③ 턱끝 절골술에 의한 무턱 성형을 한다.

①의 방법으로 볼륨만을 넣을 경우 턱이 작아 보이는 문제는 해결할 수 있지만 쭈글쭈글한 피부와 이중턱의 문제는 해결할 수 없다.

②의 방법으로 작은 보형물을 넣을 경우는 뼈가 보강되는 효과가 있어 턱의 모양이나 쭈글쭈글한 피부 개선은 가능하지만 이중턱의 문제는 해결되지 않는다. 또한 금속핀으로 고정해야 하는 부담감도 있다.

③의 방법은 턱끝 절골술에 의한 무턱 성형은 턱의 모양이나 쭈글쭈글한 피부 개선은 물론, 절골을 통해 뼈가 전진하므로 스트레칭 효과가 생겨 턱밑 살까지 정리될 수 있다.

무턱 교정을 위한 수술 세 가지

1

필러·지방이식
무턱 교정

간단한 방법으로 무턱을
교정할 수 있으나
외형적인 부분을
해결하는 것이 주 목적

2

보형물 주입
무턱 교정

뼈 위에 보형물을 얹혀
턱끝주름과 이중턱 등을
해결하고 결과 완성도가
높음

3

턱끝 절골술
무턱 교정

무턱 증상의 모든 부분을
개선할 수 있고 보형물 없이
자연스럽게 영구적으로
개선 가능

인상을 바꾸는 턱끝 성형, 안전하면서 효과적인 수술 방법을 택하자

턱끝 성형은 전체적인 얼굴 윤곽선을 완성하는 데 핵심적인 역할을 하는 수술이다. 단지 턱 한 부분만을 성형했을 뿐인데, 인상이 크게 달라 보이는 효과를 가져온다. 먼저 진단이 중요하므로 성형외과 전문의와 충분히 상담해 합리적이고 적합한 수술 방법을 선택해야 안전하고 효과적인 성형수술이 이루어질 수 있다.

Beauty TIP 자연스러운 V 라인을 만드는 턱끝 성형

❶ 보형물 없이 턱끝 모양을 만들기 때문에 자연스럽고 장기간에도 안정적이다.

❷ T절골술은 T모양의 절골을 통해 앞턱의 높이와 좌우의 폭을 줄이고 턱끝의 돌출 정도를 조절하여 전체적으로 모양을 다양하게 조정할 수 있다.

❸ 변형된 W절골술을 이용하면 턱끝 길이 연장 효과도 가능하다.

❹ 사각턱 축소술과 연계한다면 시너지를 낼 수 있고, 안면 비대칭 개선 효과도 크다.

04 볼 처짐이 없는 광대축소술이 되려면

▶ ▶ ▶ ▶ ▶ ▶　나이가 들면서 얼굴에 나타나는 특징 가운데 가장 두드러지는 것은 피부 처짐이 생기면서 얼굴 윤곽선이 울퉁불퉁해지는 것이다. 젊었을 때는 광대 부위가 솟아 있어도 탄력 있는 볼살 때문에 쾌활한 인상을 주었다. 하지만 나이가 들면 광대 아래로 볼 지방 등이 꺼지고 피부가 처지게 되므로 광대 돌출이 심해 보이고 얼굴 윤곽도 매끄럽지 못하게 된다.

더 나이 들어 보이게 하고 고집 센 인상까지 주는 광대뼈에 대한 수술, 즉 '광대축소술'로 동안이 되는 법을 알아보자.

부드럽고 젊은 얼굴로 돌아가게 하는 광대축소술

광대가 많이 발달한 사람이 동안이 되고 싶다면 광대축소로 큰 효과를 얻을 수 있다. 광대가 많이 발달한 사람에게 40대 이후 노화현상이 복합적으로 나타난다면, 제일 먼저 광대축소가 우선되어야 하는 경우가 많다. 하지만 볼 처짐 때문에 고민하게 되고 선택하지 못하는 경우도 있다. 그러나 전문의의 입장에선 광대축소 수술은 적극적인 동안 성형의 범주에 포함된다고 생각한다.

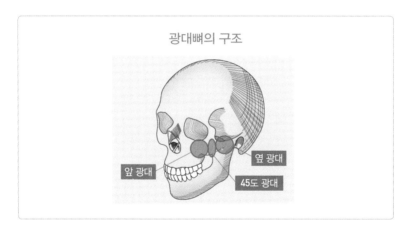

광대뼈의 구조

광대축소술은 어떻게 이루어지나?

광대뼈의 돌출은 크게 전방 돌출, 측면 돌출 그리고 복합형 돌출, 이 세 가지로 볼 수 있다. 각각의 경우에 따라 수술 방법이 약간씩 변형될 수 있으나, 광대 수술은 돌출된 광대뼈를 절골하여 안쪽으로 밀어 넣는 것이 기본이다. 수술 방법은 다음과 같다.

① 윗니의 어금니 부위 점막을 2센티미터쯤 절개하여 광대 부
　　위를 박리한 후, 45도 광대 부위의 뼈를 세로로 절골하여 필
　　요한 만큼 절제한다.
② 관골궁(옆 광대)이 있는 부위의 피부를 0.5센티미터 정도 절
　　개한 후 절골도로 관골궁을 절골한다.
③ 돌출된 부위를 부드럽게 다듬고, 절골된 광대뼈를 안쪽으로
　　밀어 넣고 봉합한다.

　모든 경우에 광대뼈의 돌출된 부위를 갈아내거나 절골하여 뒤
로 혹은 안으로 밀어 넣는 절골법이 사용된다. 뼈를 자르기 때문
에 매우 큰 통증이 따를 것 같지만 사실 뼈에는 통증신경이 없기
때문에 뼈를 자른 데서 오는 통증은 거의 느끼지 못한다.

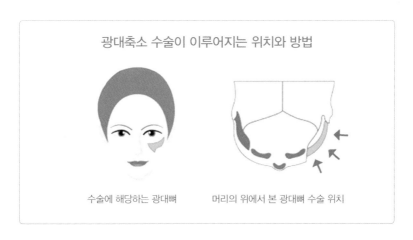

광대축소 수술이 이루어지는 위치와 방법

수술에 해당하는 광대뼈　　　　머리의 위에서 본 광대뼈 수술 위치

▨ 광대뼈 축소 시 유념해야 할 것

광대축소술을 시행할 때 다음의 사항을 유념해야 한다.

첫째, 최소 박리로 시술이 되어야 한다.

최소 박리로 수술이 이루어져야 볼살 처짐을 방지할 수 있다. 와이어 컴팩트 고정만으로도 고정력은 충분하기 때문에 빠른 회복도 가능하다. 박리를 크게 할 경우 금속 플레이트로 넓고 강하게 고정해야 하기 때문에 출혈 가능성이 높아지고 회복도 더딜 수밖에 없다. 또 박리 범위가 넓어질수록 볼살 처짐의 가능성도 높아질 수 있다.

둘째, 광대 돌출이 약간 남아있게 하는 게 중요하다.

얼굴을 보았을 때, 광대 돌출은 약간 남아있게 하고 3차원적으로 얼굴의 좌우 폭을 줄이는 게 중요하다.

정면에서 보았을 때 얼굴 양 옆이 튀어나온 광대뼈 모양이 싫다고 간단하게 옆 광대만 축소하는 성형수술도 소개되고 있다. 그러나 얼굴의 좌우 폭이 약간 줄어들 수는 있지만 큰 광대뼈 모양 자체가 달라지지 않아 만족도가 떨어진다. 반대로 너무 많이 광대뼈를 납작하게 만든다면 얼굴 윤곽선의 입체감이 사라져 얼굴이 여전히 커 보이게 된다.

그래서 광대뼈의 폭을 줄이면서 옆 광대를 밀어 넣는 식으로 수술이 이루어지는 게 바람직하다. 그래야 울퉁불퉁한 윤곽이 개선되는 것은 물론 입체감이 살아있는 작고 갸름한 얼굴이 된다.

광대축소 수술 시 절골 부위

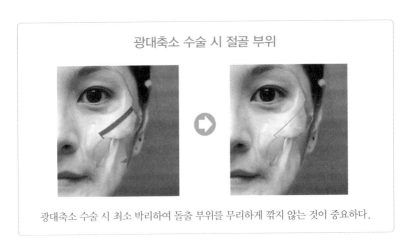

광대축소 수술 시 최소 박리하여 돌출 부위를 무리하게 깎지 않는 것이 중요하다.

▨ 성형의 기본 원칙에 따라 안전하고 아름답게

성형에는 기본적인 원칙이 있다. 먼저 '골격 구조를 개선'하고 그 다음에 '처진 부분을 리프팅'해준 후 '부족한 부분에 볼륨을 주입'해주는 방법이다. 광대축소 수술도 이 원칙에 따라 이루어져야 한다.

전문의로서 수술 시 그런 기준을 늘 염두에 두면서 입 안에 최소한의 작은 절개창을 내어 최소 박리로 수술을 진행한다. 또한 폭이 줄어든 광대뼈는 와이어만으로 모아서 고정하는 광대축소술을 진행하고 있다. 박리를 충분히 하는 것은 수술 진행에는 편할 수 있다. 그러나 조직이 아무는 과정에서 중력의 작용으로 볼살이 흘러내리면서 자리 잡게 할 수 있다. 때문에 최소 박리 개념은 매우 중요하다.

성형은 자연스러운 것이 가장 중요하며, 특히 중년 이후의 동안 성형은 억지로 젊은 외모를 만드는 것보다 노화로 인해 나빠진 인상을 바로잡는 방향으로 진행하는 것이 바람직하다고 생각한다.

Beauty TIP | 광대축소 수술에서 유의해야 할 것

❶ 최소 박리가 이루어졌는가?

❷ 얼굴에 남는 금속이 최소인가?

❸ 광대를 과도하게 갈아내지는 않는가?

CHAPTER 4

나이 들어 보이는
얼굴에 대한
다양한 해법

01 종류도 많은 실 리프팅 과연 체감할 만한 효과가 있을까

▶ ▶ ▶ ▶ ▶　　중력의 법칙은 우리 몸에도 예외가 없다. '점점 처지는 피부를 리프팅할 수 없을까?' 나이가 들면서 누구나 한번쯤 해보는 고민이지만, 대부분 칼을 대는 리프팅 수술은 선뜻 내켜하지 않는다. 하지만 최근에는 칼을 대지 않고 특수 처리된 실로 하는 실 리프팅의 등장으로 그런 고민을 할 필요가 없어졌다. 과연 실만으로 동안을 만들 수 있을까?

　실 리프팅의 허와 실을 밝혀보자.

▨ 흉터 없이 주름을 펴주는 실 리프팅의 장점

실 리프팅의 가장 큰 장점은 칼을 댄다는 두려움 없이 리프팅 시술을 할 수 있다는 사실이다. 리프팅을 위한 실은 녹는 실과 녹지 않는 실이 있는데 최근에는 녹는 실을 많이 사용한다. 녹는 실을 사용하면 녹지 않는 성분이 피부 속에 남아 생기는 각종 부작용을 걱정할 필요가 없고, 진피층 아래에 간단히 삽입하는 것만으로 주름과 피부 처짐을 효과적으로 당겨줄 수 있기 때문이다.

▨ 실이 녹으면 효과가 사라지지 않을까

녹는 실 리프팅을 생각하는 사람들이 가장 걱정하는 점은 '실이 녹으면 리프팅 효과가 빨리 없어지지 않을까?' 하는 점이다. 결론만 얘기하자면 녹는 실 리프팅은 비교적 장기적으로 효과가 유지된다. 실이 녹는 과정에서 콜라겐 생성을 유도하면서 대략 2~3년 정도 효과가 지속된다. 3년이라는 시간이 길지 않게 생각한다면 그건 욕심이다.

늘어지거나 처진 조직을 없애는 절개 리프팅과 달리 영구적인 변화를 기대하는 것은 무리지만 실 리프팅도 단기적으로 충분한 효과를 낼 수 있다.

실 리프팅이 적합한 대상

....

- 나이가 젊은 데도 볼살이 많으면서 탄력이 떨어지는 경우
- 수술의 흉터 등에 대한 부담감이 있는 경우
- 수술적인 주름 제거술을 받을 만한 시간적 여유가 없는 경우
- 나이가 들어가면서 팔자주름이 깊어지고 볼 처짐이 심한 경우

리프팅 실은 어떤 것이 있나

서서히 흡수되는 PDO(Polydioxanone) 성분의 실을 사용하는 녹는 실 리프팅은 필요한 부위에 실을 고정하고 당기고 싶은 조직을 리프팅한다. 실이 굵고 여러 방향으로 돌기가 있으며 상당히 견고하여 실 리프팅만으로도 처진 조직을 충분히 펴고 올려줄 수 있다.

실의 종류가 너무 많아서 다 언급할 수는 없지만 대표적으로 이지 타입(EZ Type), 브이락 타입(V-Loc Type) 그리고 블루로즈 타입(Blue Rose TYPE)이 있다.

실 리프팅 상처는 남길까

실 리프팅 효과의 지속성에 대한 것만큼 사람들이 걱정하는 것은 '얼굴에 상처가 남는 건 아닌가?' 하는 점이다. 이런 걱정에 시술

이지 타입

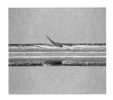

돌기의 커팅이 불규칙하여
인장력이 약하고 끊어지기 쉽다.

브이락 타입

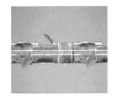

360도 모든 면에 돌기가 존재하여 입가주름과
턱선에 탁월한 효과가 있다.

블루로즈 타입

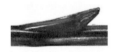

커팅 방식이 아닌 몰딩 방식으로 제조된
8배가량 굵은 톱니(cog)로 처진 볼살의
강력한 리프팅에 효과적이다.

과정을 설명하면 바로 마음을 놓는다.

볼살을 리프팅하는 블루로즈 리프팅은 두피에 작은 바늘구멍을 내서 시술하므로 흉터가 거의 보이지 않는다.

여러 방향으로 리프팅을 하면서도 고정할 수 있는 브이락 리프팅 시술 역시 귀 주변과 구레나룻 부분에 1~2밀리미터 정도의 작은 구멍을 통해 리프팅 실을 삽입하는 방식이라 흉터가 거의 보이지 않는다.

각각 실 리프팅 수술 방법에 따른 실의 위치

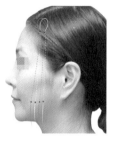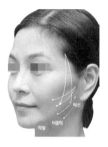

블루로즈 리프팅   브이락 리프팅

실 리프팅과 절개 리프팅의 장단점

녹는 실 리프팅이 칼을 대지 않고 간단하면서도 비교적 효과가 좋
다는 장점이 있지만, 사실 녹는 실 리프팅은 처진 피부를 해결하
는 근본적인 방법은 아니다. 늘어난 처진 피부가 없어지는 것은
아니기 때문이다.

아무리 녹는 실의 재료나 수술 기법이 발달했다고 해도 처진 피
부를 해결하는 가장 좋은 방법은 절개로 리프팅하는 것이다. 다만
절개로 하는 것 자체가 부담스럽다는 사실이다.

녹는 실 리프팅은 지속성은 떨어지지만 가벼운 마음으로 흉터
없이 효과를 얻기 위한 것이며 리프팅 효과는 절개 리프팅의 70퍼
센트 정도 된다고 본다.

146

▨ 동양인 얼굴에 적합한 리프팅 수술 방법

절개 리프팅은 늘어진 피부를 절개하여 정리해 리프팅을 하는 것이다. 때문에 흉터만 깨끗하게 마무리된다면 가장 효과적인 리프팅 방법이다. 피부가 얇고 잔주름이 많은 서양인과 달리 상대적으로 피부가 두껍고 얼굴에 좌우로 크고 굵은 주름이 생기기 쉬운 동양인은 귀 주변의 절개선 하나로 주름을 한번에 해결하기 어렵다. 때문에 얼굴을 상·중·하로 나누어 디자인하여 시술해야 훨씬 효과가 좋다.

상안면 리프팅

이마주름과 처진 눈썹 리프팅에는 녹는 의료용 재료인 엔도타인이 많이 사용된다. 두피 내에 1센티미터 정도 작은 절개로 이루어지기 때문에 흉터 걱정과 수술에 대한 부담이 매우 적고 효과도 매우 좋다. 피부를 잘라내지 않지만 엔도타인의 확실한 고정 효과로 리프팅이 반영구적으로 이루어진다.

상안면 리프팅은 신경과 혈관이 모여 있는 곳이고 단단하게 붙어 있는 조직을 풀어주어야 한다. 때문에 내시경으로 보면서 섬세하게 해야 하는 시술이므로 전문성과 노련함이 중요하다.

중안면 리프팅

주름 고민에 있어서 주를 이루는 것이 볼살 처짐과 팔자주름이다. 처진 볼살은 엔도타인을 이용하여 눈밑 절개선 방향인 수직으로 당기는 방법을 택하고 있다. 비교적 가까운 거리에서 확실하게 당기기 때문에 효과도 좋은 편이고 하안검 성형과 함께 하게 되므로 눈밑주름과 인디언주름을 함께 개선할 수 있다. 팔자주름은 해결하기 쉽지 않으므로 경험이 많은 숙련된 전문의와 상담하는 것이 바람직하다.

하안면 리프팅

울퉁불퉁해진 턱선과 볼살 처짐, 목주름을 보다 확실하게 해결하기 위한 수술로 '클래식 안면거상술'을 응용한 수술법이 시행된

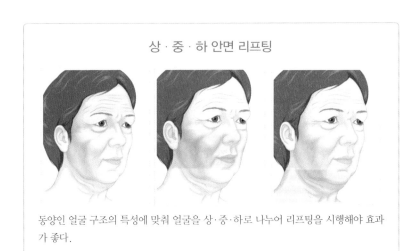

상·중·하 안면 리프팅

동양인 얼굴 구조의 특성에 맞춰 얼굴을 상·중·하로 나누어 리프팅을 시행해야 효과가 좋다.

다. 늘어진 턱선과 처진 목선에 불필요하게 축적되어 있는 지방을 주변 조직의 손상 없이 충분히 제거한다. 그리고 귀 아래 주변에 최소 절개선을 만들어 늘어진 턱과 목 부위의 피부를 부드럽게 박리한 후 귀 뒤쪽으로 충분히 당겨 남는 피부를 잘라낸 후 긴장 없이 고정시키는 방식으로 수술이 진행된다.

노출되는 흉터는 귀 앞에 2~3센티미터 정도의 절개선뿐이기 때문에 수술한 티가 나지 않는 것을 선호하는 사람들에게 적합하다.

▨ 망설이는 동안에도 주름은 는다

거울을 볼 때마다 팔자주름, 볼살 처짐 등으로 스트레스를 받는데 '수술 후에 얼굴을 당겨놓은 듯 부자연스럽지 않을까?' '안면신경이 다칠 수도 있다는데 안전할까?' '수술 후 흉터가 심하게 남지는 않을까?' 하는 두려움이 있다면 고민하지 않아도 된다.

성형 재료와 수술 방법의 발달로 이제는 가장 적극적인 절개 리프팅 성형수술도 흉터의 부담은 적어졌고 효과는 더욱 좋아졌다. 또한 비절개로 이루어지는 녹는 실 리프팅도 충분히 검증되어 상당한 효과를 얻을 수 있다. 주름과 피부 처짐 등으로 고민 중이라면 가벼운 마음으로 전문가와 상담해보는 것을 권한다.

02 인디언주름,
팔자주름
자꾸 채워 넣다보면

▶ ▶ ▶ ▶ ▶　나이가 들수록 피부가 얇은 서양인들은 잔주름이
많이 생긴다. 동양인은 피부가 두꺼워 볼살이 처지면서 생기는 팔
자주름과 눈밑 지방층이 처지면서 생기는 눈밑 고랑선, 광대를 가
로지르며 생기는 인디언주름이 고민인 경우가 많다.

　팔자주름과 인디언주름은 리프팅 수술로 해결하기 어려운 주름
이다. 어떻게 하면 가장 효과적으로 팔자주름과 인디언주름을 없
애고 자연스럽게 젊어진 얼굴로 변신할 수 있을까? 그 해법을 알
아보자.

▨ 주름은 늘고 큐트 포인트는 사라지고

동안으로 보이기 위한 몇 가지 조건이 있다. 그중에서도 가장 중요한 조건은 큐트 포인트가 통통하게 살아있는 것이다. 큐트 포인트는 앞쪽에서 볼 때 얼굴 볼살과 앞 광대 부위의 가장 도드라진 부위를 말한다. 즉, 연지곤지를 찍는 부위라고 생각하면 된다. 웃었을 때 살짝 봉긋해져 보이게 큐트 포인트가 살아있으면 활기차고 젊은 인상으로 보인다.

▨ 인디언주름과 팔자주름에 가장 효과적인 수술은

나이가 들어감에 따라 눈밑 지방은 불거지고 눈밑 고랑이 움푹 꺼지면서 다크서클이 생기고, 뺨에 있는 심부 지방이 볼 아래로 처지면서 인디언주름과 팔자주름이 생기게 된다. 이런 경우 지방이식을 해서 주름진 고랑을 메우는 수술을 하기도 하지만, 부어 보이는 얼굴이 되기 쉽고 얼굴의 곡선이나 표정이 자연스럽지 못한 문제가 발생한다. 또한 팔자주름의 지방이식은 대부분 흡수되어버려 효과가 지속되기도 힘들다.

확신하건데 현재 존재하는 성형수술 중 인디언주름과 팔자주름을 자연스럽게 개선하는 데 가장 효과적인 수술은 엔도타인을 이용한 '엔도타인 미드페이스 리프팅'이다.

엔도타인 미드페이스 리프팅이란

엔도타인 미드페이스 리프팅이 어떤 수술인지 먼저 수술 방법을 살펴보자.

엔도타인 미드페이스 리프팅은 처진 뺨의 피부 조직을 들어 올려 얼굴 윤곽과 볼의 통통함을 자연스럽게 고정시켜줌으로써 얼굴의 윤곽선을 되살려주는 수술이다.

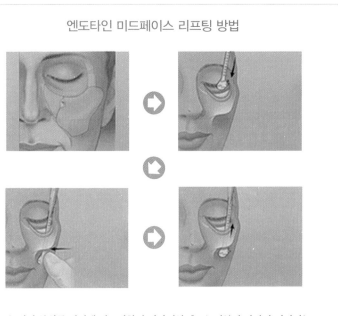

엔도타인 미드페이스 리프팅 방법

① 처진 부위를 어떻게 리프팅할지 디자인한 후, 눈밑부터 뺨까지 이어지는 전체 피부 조직을 들어 올린다.
② 피부 속에 미드페이스 엔도타인을 삽입한다.
③ 리프팅할 부위에 엔도타인을 고정한다.
④ 엔도타인을 수직으로 당겨 고정한다.

이 수술에서 고정 재료로 사용되는 엔도타인은 FDA(미국 식품의약국)와 KFDA(식품의약품안전처) 승인을 받은 생체 친화적 연조직 재료이다. 수술 후 체내에서 흡수되고 피부 조직 전체를 잡아주기 때문에 엔도타인 미드페이스 리프팅은 주름이 다시 처질 우려가 없어 만족도가 높은 성형수술이다.

엔도타인 미드페이스 리프팅의 효과를 높이는 노하우

엔도타인 미드페이스 리프팅은 눈밑부터 뺨까지 이어지는 전체 피부 조직을 들어 올려, 피부 속에 엔도타인을 삽입 후 수직으로 당겨 고정하는 비교적 간단하게 생각되는 수술이다.

하지만 애교살부터 앞 광대 라인까지 이어지는 큐트 라인이 자연스럽게 살아나고 인디언주름이 확실하게 개선되기 위해서는 수술 시 반드시 다음 사항들이 고려되어야 한다.

첫째, 하안검 성형이나 눈밑 지방재배치를 선행한다.

반드시 하안검 성형이나 눈밑 지방재배치가 선행되어야 한다. 눈밑 지방재배치로 충분한 양의 지방을 재배치하여 눈밑 꺼진 부위를 메워준다. 그 후 눈밑 절개선부터 뺨까지 이어지는 넓은 범위의 피부 조직을 들어 올려 피부 속에 엔도타인을 삽입 후 고정해야 한다.

이 수술들을 동시에 진행하면 볼살 리프팅 효과가 생긴다. 또한 눈밑 애교살부터 앞볼살까지 이어지는 큐트 라인도 자연스럽게 살아난다.

둘째, 처진 볼살의 무게중심을 수직으로 올린다.

처진 볼살의 무게중심을 1센티미터 정도만 수직으로 올린다고 생각하고 수술에 임해야 한다. 인디언주름이나 팔자주름은 볼살 무게중심이 수직으로 내려가서 생긴 현상이다. 그러므로 볼살의 무게중심을 1센티미터 정도만 위로 옮겨준다는 생각으로 접근하는 게 적당하다. 너무 많이 당기면 어색한 얼굴이 되어 변형된 느낌이 생긴다. 무게중심을 적당히 당겨 올려 조정하고 하안검 성형으로 처진 안륜근을 리프팅하면 볼륨의 공백 없이 애교살부터 볼

엔도타인 미드페이스 리프팅의 효과

하안검 성형과 함께할 시 늘어진 볼살이 수직으로 리프팅되어
큐트 포인트의 볼륨이 증가하고 인디언주름 개선 효과까지 볼 수 있다.

살까지 자연스럽게 큐트 포인트가 살아나는 동안이 된다.

▨ 발전된 성형 기술과 재료로 주름 걱정을 버리자

엔도타인 미드페이스 리프팅은 수술 후 추가 보충 없이도 볼륨이
차올라 큐트 포인트를 되살려준다. 중안면 전체에 자연스러운 볼
륨과 생기를 주는 동안 성형이라 할 수 있다. 팔자주름의 경우 충
분히 다 펴진다고 할 수는 없지만 인디언주름을 근본적으로 해결
할 수 있는 유일한 방법이라고 해도 과언이 아니다.

거울을 볼 때마다 인디언주름이나 팔자주름 걱정하지 않아도
되는 시대이다. 전문의로서 성형수술의 재료와 기술의 발달을 통
해 백세시대에 맞게 활기차고 젊은 외모로 살아가는 데 기여하고
있다는 생각을 해본다.

Beauty TIP 　**엔도타인 미드페이스 수술 시 꼭 알아두어야 할 점!**

- 눈밑 지방재배치 또는 하안검 성형이 선행되어야 한다.
- 처진 볼살의 무게중심을 1센티미터 정도만 수직으로 올린다고 생각
  해야 한다.

03 나이가 들면서 커진 얼굴 윤곽과 늘어진 볼살이 고민이라면

▶ ▶ ▶ ▶ ▶ ▶ 나이가 들어 거울을 보면 왠지 얼굴이 더 커 보이는 것 같다는 생각을 하게 된다. 광대뼈는 더 도드라져 보이고 얼굴 윤곽선도 울퉁불퉁해 보인다. '언제 내 얼굴이 이렇게 변했지?' 싶어 마음이 무거워진다. 얼굴이 커 보이는 것은 단지 마음 탓일까? 아니다. 실제로 그렇다. 나이가 들면서 얼굴이 커 보이고 윤곽선이 늘어지는 것은 노화 현상이다. 이런 현상이 왜 생기고 어떻게 극복할 수 있는지 알아보자.

▨ 탄력 잃은 피부가 얼굴 크기를 더 크게 만든다

나이가 들면 피부 근육의 지지 조직이 느슨해지고 무게중심이 아래로 내려간다. 얼굴 역시 마찬가지라 살이 아래로 처지면서 얼굴이 더 커져 보이게 된다. 여기에 턱살도 처져 이중턱이 되기도 한다. 또한 광대 아래 부위의 볼륨이 꺼지게 되니 울퉁불퉁 굴곡이 생기는 것이다.

나이가 들어 얼굴 윤곽이 흐트러지거나 피부 처짐 때문에 고민인 경우는 크게 두 가지 유형으로 나누어볼 수 있다. 첫 번째는 원래 얼굴이 컸고 나이가 들면서 윤곽선이 울퉁불퉁해지면서 얼굴이 더 커진 것 같아 보이는 경우이다. 두 번째는 얼굴 골격은 크지 않으나 주름이 많고 볼살이 많이 처져서 얼굴이 커진 것 같아 보이는 경우이다.

▨ '나이 들면서 얼굴이 더 커졌어요.'

원래 턱이 각지고 광대 부위가 컸던 경우, 나이가 들어 볼살 등이 처지면서 얼굴의 무게중심이 아래로 내려가서 얼굴이 더 커 보이고 윤곽선이 울퉁불퉁해 보이게 된다. 이런 경우 처진 부분을 리프팅해주기 전에 각진 윤곽을 먼저 교정해주는 게 좋다.

성형수술은 '골격의 개선 → 처진 피부 조직의 리프팅 → 부분적 볼륨업' 순으로 이루어져야 하는 것이 원칙이다. 성형수술 순서의 원칙을 무시하면 얼굴이 더 커 보이거나 얼굴의 무게중심이 아래로 처진 것이 더 강조되어 보일 수 있다. 예를 들어 꺼져 보이는 부분만을 지방이식으로 과하게 채워 넣으면 처진 부분의 과한 볼륨과 합쳐져 얼굴이 전체적으로 무겁고 심술 맞아 보일 수 있다.

Beauty TIP 아름다운 선을 만드는 성형수술의 올바른 순서와 원칙

- 첫째, 먼저 골격 구조를 개선한다.
- 둘째, 처진 부분을 리프팅해준다.
- 셋째, 부족한 부분에 필요한 만큼 볼륨을 넣어준다.

'사각턱 축소 수술은 부담스러워요.'

성형수술의 원칙에 따라, 원래 각진 턱 때문에 얼굴이 더 커져 보이는 것이라면 윤곽 수술을 먼저 하는 것이 바람직하다. 다만 나이 들어서 윤곽 수술에 부담이 느껴진다면 수술의 기법상 처짐을 최소로 하고 자연스러운 얼굴선을 만들어주는 방법을 선택하면 된다.

하악의 윤곽 수술은 기존의 사각턱 선을 절제하는 방법에서 한단계 발전된 방법으로 피질골 두께를 줄이면서 턱선을 다듬는 방

법으로 하면 축소하는 효과가 크면서도 자연스러운 얼굴선이 완성된다.

기존 사각턱 축소 수술 방법

기존에는 사각턱 축소 수술 시 각이 진 부분을 절제하는 것만 염두에 두고, 아래턱의 귀밑 부분에서 앞쪽의 턱끝 방향으로 초승달 모양으로 잘라냈다. 수술 후 어색하게 2차적으로 형성된 각진 턱선 라인이 인위적인 느낌이 들 수 있었고, 정면에서 볼 때 하악의 폭이 넓은 경우와 하악의 끝이 안으로 말려져 있는 경우에는 각은 없어져도 얼굴 폭 축소에는 큰 효과를 보기 어려웠다.

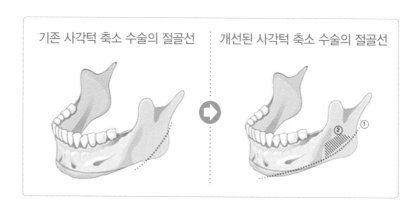

개선된 사각턱 축소 수술 방법

개선된 절제 수술에서는 기존 방법보다 턱선을 과하지 않게 앞쪽까지 부드럽게 줄여준다. 턱뼈는 바깥면의 딱딱한 피질뼈와 안쪽의 해면뼈로 이루어져 있다. 정면에서 보았을 때 하관이 넓어 보이는 경우, 턱의 폭을 줄이기 위해 딱딱한 바깥쪽의 피질골을 제거하는 윤곽 수술을 한다. 그러면 턱뼈의 두께를 줄여 정면에서 보았을 때 갸름해진 효과를 얻을 수 있다. 그리고 근육의 볼륨이 줄어들면서 얼굴이 훨씬 작아 보이게 된다.

축소 수술로 얼굴이 작아지고 나서 남은 처진 볼살은 절개 또는 비절개 리프팅의 방법으로 해결할 수 있다.

최근 사각턱 축소 수술의 특징

- 정면에서 얼굴이 작아져 보이는 효과를 중요시한다.
- 하악 각이 사라지는 직선 모양의 턱선이 아니라 부드러운 커브로 얼굴선이 만들어진다.
- 도드라지지 않는 절제된 턱선으로 수술한 느낌이 매우 적다.

▨ '주름이랑 처진 살 때문에 얼굴이 커졌어요.'

얼굴 골격이 크지 않지만 볼살이 많고 무턱인 경우, 나이가 들면서 볼살 처짐이 심해질 수 있다. 이 역시 이중턱이 되면서 얼굴이 커 보이게 된다. 이 경우에는 볼살을 줄이는 것이 우선되어야 한다. 피하 지방을 녹이는 레이저 시술을 하기도 하는데 이는 바람직하지 않다. 레이저로 피하 지방을 녹일 경우 자칫하면 열 손상으로 인한 감각 저하 등 부작용이 생기기 쉽기 때문이다. 처진 정도와 남는 피부의 양에 따라 수술 방법은 달라진다.

처진 볼살로 얼굴이 커 보이는 경우는 절개 또는 비절개 리프팅의 방법으로 해결할 수 있다.

얼굴 골격은 크지 않으나 볼살이 많아 얼굴이 큰 경우

- 지방이 많지 않으면 레이저로 녹일 수 있다.
- 비절개 실 리프팅은 70퍼센트 정도의 효과를 본다.
- 고전적인 방법의 절개 리프팅으로 확실한 효과를 얻을 수 있다.

▨ 작은 절개선을 통한 주름 리프팅 수술

비절개 실 리프팅은 절개 리프팅 효과의 70퍼센트 정도 얻을 수 있다. 그러나 지속 효과에서는 처진 부위를 절개해 없애는 절개 리프팅과 비교할 수 없다. 절개 리프팅은 절개한 부분만큼 효과가 크고 지속 시간 역시 길다.

때문에 고전적인 안면거상술의 실제적인 효과의 상당 부분을 얻을 수 있으면서 작은 절개선으로 하는 하안면주름 성형을 권한다.

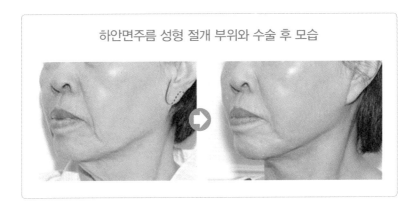

하안면주름 성형 절개 부위와 수술 후 모습

▨ 하안면주름 성형의 과정

하안면주름 성형은 다음과 같은 과정으로 이루어진다. 먼저, 늘어진 턱선과 처진 목선에 불필요하게 축적되어 있는 지방을 주변 조직을 손상시키지 않고 충분히 흡입한다. 그런 후 귀 아래 부위의 최소 절개선으로 늘어진 턱과 목 부위의 피부를 충분히 박리하여 귀 뒤쪽으로 당겨 고정해준다.

이 수술 과정에서 과다한 볼 지방을 면도하듯 신중히 제거하고 남는 피부는 적절히 잘라낸다. 볼 지방을 어느 정도 제거한 후 피부를 당기면 리프팅 효과가 훨씬 좋아진다.

▨ 하안면주름 성형의 장점

하안면주름 성형을 통해 늘어진 턱선과 처진 목선에 불필요하게 축적되어 있는 지방이 제거되고 턱선을 따라 늘어진 피부가 리프팅된다. 때문에 울퉁불퉁해진 턱선과 목주름 등이 개선돼 얼굴 윤곽이 확실하게 살아난다. 그러므로 자연스러운 얼굴선을 위한 별도의 볼륨 시술이 필요 없다.

하안면주름 성형의 또 다른 장점은 귀 앞의 절개선만으로 수술이 이루어지기 때문에 흉터가 크지 않고, 보이는 절개선은 긴장감이 거의 발생하지 않아 수술 자국이 많이 남지 않는다.

▨ 걱정 없이 선택할 수 있는 윤곽 수술, 하안면주름 성형

하안면주름 성형은 '동안이 되고 싶긴 하나, 티 안 나는 성형'을 원하는 이들에겐 최선의 방법이다. 필요에 따라 사각턱 축소 윤곽 성형과 함께 할 수도 있다.

'얼굴의 형태가 달라지지 않을까?' '수술 후에 부자연스러우면 어쩌나?' '흉터가 심하게 남지는 않을까?' 하는 두려움 없이 나이가 들면서 커진 얼굴과 늘어진 볼살을 자연스럽게 해결할 수 있다. 전문의로서 고객이 원했던 만족스러운 결과를 위해, 합리적인 선택을 해드린다는 자부심을 갖곤 한다.

Beauty TIP 하안면주름 성형수술의 효과

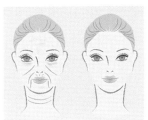

- 뺨 피부 조직을 들어 올려 자연스럽고 생기 있는 얼굴로 만들어준다.
- 피부가 처져 생긴 볼 처짐, 이중턱, 목주름에 좋은 효과를 볼 수 있다.
- 기존 안면거상술에 비해 절개 범위가 적어 흉터를 최소화한다.
- 삽입물이 없어서 이물감이 없고 염증이 적다.

04 귀족 성형? 안면거상술? 팔자주름을 과연 해결할 수 있을까

▶ ▶ ▶ ▶ ▶ ▷   나이가 들면서 나타나는 주름 중에 성형으로도 없애기 어려운 주름이 있다. 바로 팔자주름이다. 팔자주름이 생기는 것은 선천적으로 코 주위의 뼈 성장이 부족해서 광대뼈와 턱뼈보다 코 주위가 들어가 보이거나, 광대뼈 앞쪽 피부와 피하 지방이 아래로 처지면서 상대적으로 들어가 보이기 때문이다. 그래서 팔자주름은 볼살이 발달한 사람에게서 특히 심하게 나타날 수 있다.

팔자주름을 없애기 위해 일명 '귀족 성형'이나 '안면거상술'을 선택하는 경우가 많다. 과연 팔자주름에 귀족 성형이나 안면거상술이 답인지 살펴보자.

▨ 귀족 성형의 한계

팔자주름은 전체의 사선 골 중 특히 코 옆에서 아래 부위까지가 꺼진 경우가 많다. 귀족 성형은 콧속이나 입 안에 1센티미터 정도를 절개해 코 옆의 꺼진 부위에 보형물을 삽입하여 꺼져 보이는 부위를 융기시키는 수술이다.

귀족 성형은 겉으로 흉터가 남지 않고 1시간 내외로 비교적 간단하게 할 수 있다는 장점이 있으나 완성도가 떨어지는 수술이다. 코 옆의 꺼진 부위를 메워주는 것은 가능하지만, 팔자주름의 요인 중 하나인 볼살 처짐을 근본적으로 개선하지 못하기 때문이다.

팔자주름 개선을 위한 귀족 성형

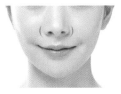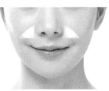

팔자주름을 개선하기 위한 귀족 성형은 콧 속이나 입 안 절개선을 통해 보형물을 삽입하는 수술이다.

귀족 성형의 한계를 극복하는 수술 방법

귀족 성형 시 삽입되는 맞춤 보형물은 코 성형과 달리 딱 안 맞는 경우가 많다. 뼈와 유격 없이 잘 맞아야 보형물이 움직이지 않는데 그렇지 못하니 부작용이 생길 수 있다. 어쩔 수 없이 귀족 성형을 시행해야 하는 경우라면 보형물이 움직이지 않도록 보형물이 들어갈 부위를 세밀하게 측정해 디자인하고 작고 도톰한 보형물을 삽입해야 한다.

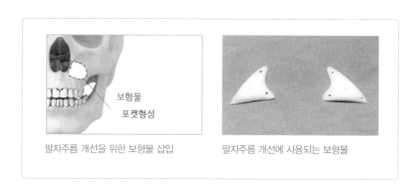

팔자주름 개선을 위한 보형물 삽입   팔자주름 개선에 사용되는 보형물

팔자주름, 꺼진 부위를 살려주는 게 최고의 방법

귀족 성형이 팔자주름을 개선하는 최선의 방법이 아니라면 어떤 방법이 최선일까? 안면거상술은 어떨까? 안면거상술을 한다고 하더라도 동양인의 팔자주름은 너무 거리가 멀고 깊어서 해결되기

힘들다는 것이 중론이다. 그래서 팔자주름에는 밀도가 높은 필러 시술이 최선이라고 생각한다.

꺼진 부위를 채우는 방법은 지방이식과 필러가 있다. 그러나 지방이식은 깊은 팔자주름을 채워 넣을 만큼 밀도가 높지 않다. 그리고 지방은 원하는 부위에만 위치하지 않고 주변에 퍼지기도 한다. 팔자주름 부위가 혈관이 풍부하지 않기 때문에 생착률이 낮을 수도 있다. 즉, 지방이식을 통한 팔자주름 개선은 만족도가 떨어질 수 있다는 점이다. 그래서 밀도 높은 필러 주입이 선호된다.

밀도 높은 필러, 어떤 것을 선택할 것인가

밀도가 높은 필러는 히알루론산 성분으로 된 필러 중에서 입자가 굵은 제품군인 레스틸렌(Restylane)의 서브큐와 쥬비덤(Juvederm)의 볼류마가 있다. 하지만 팔자주름 개선에는 칼슘 필러라고 불리는 래디어스(Radiesse) 필러가 가장 효과적이다.

래디어스 필러는 인체 뼈의 구성 성분과 동일한 칼슘 하이드록실아파타이트(CaHA) 성분으로 구성되어 있다. 체내 대사 과정에서 서서히 분해되고 체내 천연 콜라겐을 생성하는 데 도움을 준다. 무엇보다 인체에 섞이는 느낌이 들 정도로 밀도가 높아 유지 기간이 오래 가며 자연스러운 디자인이 가능하다.

▨ 히알루론산 필러의 대명사, 레스틸렌

레스틸렌 필러의 주요 성분은 히알루론산으로 밀도가 높은 편이다. 피부 속에도 존재하는 다당류의 하나인 히알루론산을 기반으로 하는 레스틸렌 필러는 콜라겐과 엘라스틴을 이어주는 역할을 한다. 또한 젤 타입으로 이물감이 없고 영구적인 필러와 다르게 녹일 수 있는 약물이 있어 시술이 불만족스러운 경우 재시술이 가능하다는 장점이 있다.

래디어스 필러(Calcium hydroxyl apatite Filler)

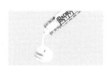

- 인체 뼈의 구성 성분과 동일하여 인체 친화적인 칼슘 필러이다. 칼슘 필러는 체내 천연 콜라겐의 생성을 촉진하여 1년 이상의 효과를 유지한다. 히알루론산 필러보다 적은 양으로 팔자주름을 입체감 있게 리프팅하는 데 효과가 크다.

레스틸렌 필러(Hyaluronic acid Filler)

- 인체에 무해하며 물 분자를 끌어당기는 특성이 있어 피부의 수분을 유지하고 자연스러운 촉감으로 이물감이 적다. 한번 시술하면 일반적으로 6~12개월 정도 효과가 지속된다.

▨ 필러의 특성을 활용해 만족도를 높인다

래디어스 필러와 레스틸렌 서브큐 필러 둘 다 밀도가 높은 필러지만 쓰이는 용도는 조금 다르다. 넓은 면적에 볼륨을 넣어주어야 하는 경우에는 레스틸렌 필러를 사용한다. 깊은 미간주름을 채우거나 콧대를 높이는 등의 좁은 부분을 높이는 데에는 래디어스 필러가 유용하다. 대중적이고 쉽게 생각하는 필러도 알고 보면 용도에 따라 선택을 달리해야 한다.

▨ 밀도 높은 필러와 정교한 기술로 만들어내는 볼륨업

'팔자주름 개선=귀족 성형'이라는 공식은 완벽한 것이 아니다. 오히려 밀도 높은 필러와 정교하고 숙련된 시술 능력이 정답이 될 수 있다. 그러나 다시 강조하지만, 팔자주름처럼 볼 처짐 등이 원인이 되는 주름은 반드시 리프팅이 선행된 후 볼륨 주입이 되어야 한다.

쁘띠 성형으로 불리는 필러 성형은 성형수술을 대체할 수는 없다. 하지만 부위와 선호도에 따라 충분히 고려될 수 있는 시술 방법이며 부담감이 적다는 것이 장점이다.

래디어스 필러

- 입자가 크고 하드한 편이다.
- 콧대와 턱끝 같은 부위의 자연스러운 결과를 얻을 수 있다.
- 팔자주름처럼 좁고 굵은 주름에 효과적이다.

레스틸렌 필러

- 젤 타입으로 이물감이 없다.
- 결과가 만족스럽지 않을 경우 녹여서 없앤 후 재시술을 할 수 있다.
- 피부주름의 깊이에 따라 사용되는 제품 타입을 선택할 수 있다.
- 입자가 큰 서브큐 필러는 부위가 넓은 볼 주변이나 이마 같은 곳에 효과적이다.

05 쁘띠 성형
허와 실을 알아보자

▶ ▶ ▶ ▶ ▶ ▶   쁘띠 성형은 칼을 대는 적극적인 성형보다 부담이 적다. 쁘띠 성형에서 사람들이 많이 의아해하는 두 가지가 '왜 똑같은 쁘띠 성형인데 가격이 천차만별인가?'와 '쁘띠 성형에 사용되는 제품과 시술 방법은 왜 그렇게 많은가?' 하는 점이다.

성형 전문의 입장에서는 쁘띠 성형이야말로 성형의 허와 실을 이야기하기에 좋은 주제라고 생각한다. 쁘띠 성형에 대해 궁금했던 것들의 진실을 알아보자.

필러, 순도가 높은 제품인가

쁘띠 성형의 대표 시술은 보톡스와 필러 주입이다. 먼저 필러에 대한 이야기를 해보자.

　쁘띠 성형에서 필러는 정품의 사용 여부가 매우 중요하다. 필러는 인체에 주사해도 안전하다고 입증된 주사액으로 볼륨이 꺼진 곳을 채워 넣어 효과를 얻는 물질이다. 직접 몸에 주입하여 남는 것이기 때문에 첨가물이 최소한이어야 하며 안전성이 검증되었어야 한다. 필러는 순도가 높은 제품으로 반드시 FDA 승인 제품을 사용해야 한다.

어떤 필러를 어디에 사용하나

필러에 사용되는 주사제는 크게 인체의 피부 성분과 동일한 다당류의 히알루론산을 기반으로 한 히알루론산 계열과 비(非) 히알루론산 계열로 나뉜다. 그리고 쁘띠 성형에서 가장 많이 쓰이는 정품 필러는 크게 레스틸렌·쥬비덤(히알루론산 성분)과 래디어스(칼슘 하이드록실아파타이트 성분), 이 두 가지로 나눌 수 있다.

레스틸렌·쥬비덤 필러
레스틸렌이나 쥬비덤은 히알루론산을 주성분으로 하는 필러이다. 가장 유명하고 많이 쓰이는 필러로 염증 등의 부작용이 거의 없고, 시술 후 결과물이 만족스럽지 못할 경우나 몸에 맞지 않는 경우에는 완벽하게 제거도 가능하다. 무엇보다 안전하고 오랫동안 검증받아왔다는 장점이 있다.

히알루론산 필러의 특성상 젤 타입으로 점도가 강하고, 주입 후 최초의 부피가 비교적 장기간 유지된다. 서서히 흡수되기 시작해 1년 이상이면 원래의 피부 상태로 돌아가게 된다.

레스틸렌의 예를 든다면 입자의 점도에 따라 레스틸렌의 종류도 오리지널 레스틸렌(Restylane), 레스틸렌 펄레인(Restylane Perlane), 레스틸렌 서브큐(Restylane SubQ), 레스틸렌 터치(Restylane Touch) 등 네 가지로 구분된다.

펄레인과 서브큐는 입자의 크기와 점도가 높아 피부 아래의 볼이나 이마와 같이 넓은 면적을 볼륨업하는 목적으로 많이 사용되고 울퉁불퉁하지 않게 볼륨이 퍼지면서 자연스러운 결과가 나온다. 반면에 오리지널 레스틸렌과 터치는 입자가 매우 고와서 깊지 않은 피부에 주입되고 입술이나 눈가, 애교살 등에 많이 사용된다.

서양에서는 볼륨을 많이 채워야 하는 가슴 성형의 경우에도 필러가 사용되기도 하는데 이때는 서브큐보다도 입자가 큰 마크로레인(Macrolane)이란 제품도 사용된다.

래디어스 필러

래디어스는 히알루론산이 아닌 칼슘 하이드록실아파타이트 성분의 필러이다. 칼슘 하이드록실아파타이트는 인체의 뼈 성분과 거의 동일한 순도 높은 칼슘 성분이다. 미국 FDA로부터 승인된 제품이고 역시 정품이란 호칭을 들을 만한 검증된 제품이다.

얼굴의 T-존 영역인 이마, 미간, 콧대, 팔자주름, 턱끝의 볼륨 보충에 효과가 뛰어나다. 최근에는 안면주름 개선과 손등의 볼륨 회복에 희석하여 많이 사용된다. 레스틸렌과 달리 시술 후 즉시 제거와 수정이 어렵다는 단점이 있다.

래디어스는 필러의 성분이 입자가 크고 약간 단단하면서 흐르지 않아 시술 후 모양 변형이 적다. 이런 특성이 있기 때문에 콧대와 턱끝처럼 골격 구조의 느낌이 나는 부위에 자연스러운 시술이 가능하다. 또한 팔자주름처럼 중년의 좁고 깊은 주름에도 효과가 뛰어나 레스틸렌보다 나은 결과를 얻을 수 있다.

피부층 아래에 주입되면 주변부에 콜라겐 생성을 많이 유도하는 특성이 있기 때문에 피부 탄력이나 손등처럼 넓은 부위에 자연스러운 볼륨감을 위해 사용되기도 한다.

▨ 필러, 브랜드 특성보다 더 중요한 것은

성형 시술 시 필러 사용에서의 문제는 정품이 아니면서 정품이라고 주장하는 필러가 너무 많다는 사실이다. 필러용으로 FDA 승인을 받지 않은 제품이거나 효과 지속 기간이 2년 이상 유지된다는 필러, 새로운 기술로 개발된 신제품이라고 소개하는 필러는 일단 주의하는 것이 좋다.

정품이 아닌 필러는 첨가제와 불순물이 체내에 남고 완전히 제거되지 않아 만성적인 염증을 일으키는 경우가 많다. 그리고 오랜 시간 동안 검증을 받지 않아 나중에 문제가 되어 사용되지 않거나 사라지기도 한다.

안전한 시술을 원한다면 필러는 정품 사용을 권장한다.

이런 필러는 주의하자

· FDA 승인을 받지 않은 제품과 정품이 아닌 것
· 효과 지속 기간이 2년 이상 유지된다는 필러
· 신기술로 개발된 제품이라고 홍보하는 것

▨ 보톡스, 어떤 것을 선택해야 하나

보톡스도 쁘띠 성형의 대표 시술 재료 중 하나이다. 보톡스 시술에 있어서는 정품의 여부보다 정량의 주입 여부가 더 중요하다. 보톡스의 경우 제품 간 품질 차이가 거의 없기 때문이다.

보톡스는 보툴리눔이라는 통조림균으로 유명한 미생물이 만들어내는 독소이다. 원래는 우리 몸에 들어가면 근육 마비를 일으키는 무서운 신경독소이다. 그러나 의료 기술의 발달로 이 독소를 정제하여 필요한 위치에 주사해 근육을 마비시킴으로써 주름을 펴는 용도로 사용하고 있다.

보톡스의 종류

보톡스의 대명사처럼 쓰이는 보톡스(Botox)는 제약회사인 엘러간사의 제품명이다. 보톡스의 성분인 보툴리눔톡신은 유럽, 한국, 중국 등에서도 나름의 기술들로 비슷한 효과를 낼 수 있는 약품을 개발하고 있다.

보톡스 종류는 크게 A타입(가루)과 B타입(액상)으로 나뉜다. 대부분의 제품은 A타입이고 미국의 미아블록만 B타입이다. 타입 별로 시술 효과는 큰 차이가 없는 것으로 알려져 있다. 국산 제품으로는 메디톡신과 나보타 등이 있다.

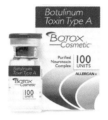

보톡스의 대명사가 된 엘러간(Allergan)社의
오리지널 보톡스(BOTOX®)

만족스러운 쁘띠 성형을 위한 보톡스 시술 방법

보톡스 사용 용량에는 최소 용량, 권장 용량, 최대 용량이 있다. 간혹 권장량 이하를 사용하여 조금씩 여러 번 주사하기도 하는데 이는 그리 바람직하지 않다. 제대로 된 안정적인 효과를 위해서는 권장량 이상의 충분한 용량을 정확한 부위에 주사해야 한다.

보톡스의 유지 기간 역시 권장량이 들어갔을 때부터이다. 여러 번 나눠서 시술하면서 시술 비용이 저렴하게 느껴지고 효과 지속 시간이 길게 느껴진다. 그러나 이는 착시현상으로 검증되지 않은 상업적인 시술 방법일 뿐이다.

보톡스는 욕심을 부리지 않는다면 매우 정직한 시술이라 할 수 있다. 정량을 정확한 포인트에 시술받는다면 매우 안전하고 부작용이 거의 없다.

보톡스의 효과를 높이려면?

....

- 권장량 이상의 충분한 용량을 주입한다.
- 정확한 포인트에 주사한다.

쁘띠 성형, 효과를 100퍼센트 얻으려면

많은 병원에서 시술할 정도로 대중화된 쁘띠 성형인 필러와 보톡스이지만 이 역시 성형 원칙을 반드시 지켜야 하는 시술임을 명심해야 한다. 간편하고 단순해 보이는 성형이지만 신뢰할 만한 병원에서 꾸준히 관리받을 때 가장 효과적이며 부작용 등의 걱정도 없을 것이다.

Beauty TIP | 쁘티 성형의 만족도를 높이려면

- 필러는 정품을 사용한다. 그렇지 않을 경우 염증을 유발할 수 있다.
- 보톡스는 권장량을 정확한 위치에 주사한다. 나눠서 시술받을 경우 효과가 떨어지고 결과적으로 시술 비용도 높아진다.
- 신뢰할 만한 병원과 전문의에게 꾸준히 관리받는다.

06 얼굴 지방이식술 결과에 미치는 요인은

▶ ▶ ▶ ▶ ▶   지방이식은 미용 성형 역사에서 비교적 오래된 시술이다. 의학적으로 안전하고 필요한 곳에 유용하게 볼륨을 채울 수 있다는 점 때문에 이제는 보편적 시술로 자리를 잡게 되었다. 그러나 많은 사람들이 지방이식술과 주입술을 혼동하고 있다.

'이식술'과 '주입술'은 어떻게 다르고, 지방이식술의 생착률에 영향을 미치는 요인으로 어떤 것이 필요한지 알아보자.

▨ 지방이식술과 주입술은 무엇이 다른가

지방이식술은 단순히 지방을 주입하는 주입술이 아니다. 지방을 주입한다고 그냥 생착되고 자리 잡는 게 아니라는 의미이다.

주입술은 보통 필러 성분을 사용하여 필요한 볼륨을 채워 넣는 것을 말한다. 넣은 양만큼 일정 기간 동안 흡수되지 않고 볼륨이 유지된다.

지방이식술은 자신의 지방세포 조직을 채취해 이식시키는 방법이다. 즉, 지방을 다른 곳에서 다른 곳으로 이동하여 이식시키는 것으로 생착되는 과정을 거쳐야 한다. 때문에 넣은 볼륨이 그대로 유지되는 것도 아니고 여러 변수가 생착 결과에 영향을 미친다. 지방이식은 내 몸의 조직을 이식하는 것이므로 알레르기와 같은 부작용이 거의 없으며 피부 세포 자체가 살아서 활성화되기 때문에 효과의 지속성이 높은 편이다.

지방이식술과 주입술의 차이점

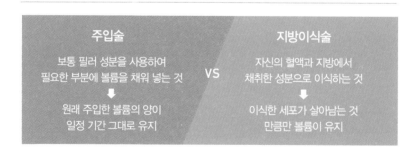

이식술과 주입술의 장단점

필러를 주입하는 주입술은 원래 주입한 볼륨의 양이 그대로 유지

된다. 어찌 보면 간단하게 미용적인 효과를 얻을 수 있어서 편하게 시술받을 수 있는 장점이 있지만 주기적으로 맞아야 하는 단점이 있다.

지방이식술은 세포를 이식하는 것이기 때문에 경과에 따라 볼륨의 변화가 다양하게 일어난다. 하지만 이식한 세포가 살아남기 때문에 반영구적으로 볼륨이 유지된다. 또한 생착이 잘 이루어지면 자연스럽고 넣는 볼륨의 양에 제한이 있는 것이 아니므로 필러 주입보다 비용적인 면에서 장점이 있다.

지방이식술에서 한 단계 발전한 방법인 콜만 시스템을 사용하여 지방을 극소량으로 나누어 여러 층에 미세하게 주입하면 생착률도 높아지고 결과도 훨씬 자연스럽다.

지방이식술은 섬세하게 손이 많이 가고 숙련된 기술이 필요한 방법이다. 그러므로 성형 전문의의 숙련된 경험과 정성이 필요하다.

지방이식을 가장 많이 하는 부위는

지방이식을 가장 많이 하는 부위는 어디일까? 바로 얼굴이다. 얼굴의 지방이식은 미용적인 효과가 뛰어나고 생착률이 비교적 높다. 그리고 부가적으로 세포 재생 활성화로 여드름이나 흉터, 기미 등을 개선시키는 효과도 있다. 나이가 들어 피하 지방이 얇아진 상태에서 지방이식을 하게 되면 자연스런 볼륨은 물론 부드러운 피부 촉감까지 살아나게 된다. 그래서 지방이식이 가장 많이 시술되는 부위가 얼굴이다.

지방이식 수술 과정

지방이식의 수술 과정은 다음과 같다. 먼저 자가지방을 재취한다. 첨단 기계를 이용해 순수 지방을 분리한 후 다시 원심분리하여 지방 불순물을 침전시켜 순수 미세지방을 정제한다. 그 후에 필요한 부위에 지방을 이식한다.

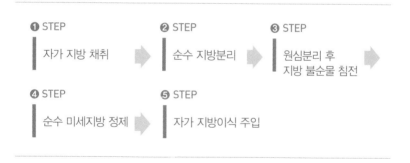

❶ STEP
자가 지방 채취

❷ STEP
순수 지방분리

❸ STEP
원심분리 후
지방 불순물 침전

❹ STEP
순수 미세지방 정제

❺ STEP
자가 지방이식 주입

지방이식의 성패를 좌우하는 요소들

지방이식술의 성패는 ① 어느 부위의 지방을 사용하느냐? ② 어디에 주입하느냐? ③ 어떻게 주입하느냐? ④ 어떻게 관리하느냐?에 따라 달라진다.

첫째, 어느 부위의 지방을 사용하느냐

지방이식을 위해 지방을 채취할 때는 주로 허벅지에서 지방을 채취한다. 아랫배에서 채취할 수도 있지만 어릴 때부터 통통하게 볼륨이 유지되어 있던 허벅지 지방이 복부 지방보다는 건강하고 생착률도 높은 편이다.

둘째, 어디에 주입하느냐

볼살처럼 원래 볼륨이 어느 정도 있는 조직에 주입을 하면 생착률이 더 좋다. 혈액순환이 좋고 이식한 지방이 접촉할 면적이 넓기 때문이다. 반면에 팔자주름처럼 피부가 얇은 부위이거나 움직임이 많은 입가 주변은 생착률이 떨어진다.

셋째, 어떻게 주입하느냐

지방을 극소량 단위로 나누어 흩뿌리듯 여러 층에 나누어 주입해야 한다. 그래야 지방 생착률이 좋고 결과도 훨씬 자연스럽다.

넷째, 어떻게 관리하느냐

지방이식 후 1주일은 매우 중요한 기간이다. 이때 심하게 마사지하거나, 과도한 운동으로 혈류가 증가하거나 하면 주입한 지방이 흡수되어 버리게 된다. 그러므로 1주일 동안 생착률을 위해 활동량을 줄이고 반복적인 냉찜질 등의 관리가 중요하다.

지방이식으로 하는 가슴 성형

지방이식을 가슴 확대 성형에 적용하기도 한다. 그러나 지방이식으로 극적인 결과를 내기는 쉽지 않다. 작은 가슴을 확대하려면 지방을 적어도 150cc 이상 채취해 넣어야 한다. 적지 않은 볼륨을 흩뿌리듯 미세하게 주입하는 것도 힘들고 생착률도 떨어진다. 때문에 지방이식은 작은 가슴을 확대 성형하는 데는 만족스러운 결과를 내기 어렵다.

또한 큰 알갱이로 볼륨을 많이 넣으면 알갱이끼리 붙어 신체 접촉면이 적어지게 되면서 생착률이 떨어지고 낭성염증이나 석회화 같은 부작용도 생기기 쉬워서 주의를 요한다.

얼굴 지방이식 수술 시 주의사항

얼굴 지방이식 시에 주요하게 고려해야 할 점이 있다. 앞서도 다루었지만, 지방이식술은 수술의 순서상 마지막에 하는 것이 좋다. 성형수술은 '골격의 개선 → 처진 피부 조직의 리프팅 (또는 눈밑 지방재배치) → 부분적 볼륨업' 순으로 이루어져야 한다.

지방이식은 미용 성형의 가장 마지막 단계에 시술하는 것이 바람직하다. 이유는 볼륨을 필요한 만큼 제 위치에 알맞게 넣어야 자연스럽고 미적인 완성도가 높아지기 때문이다.

성형의 순서를 무시하고 처진 볼에 볼륨부터 채울 경우 과다 주입되기 쉽고 얼굴의 무게중심이 아래쪽으로 위치하게 되어, 얼굴이 더 커 보이고 더 처지는 부작용이 생긴다.

눈밑 꺼진 부위에 볼륨을 채워 넣을 경우에도 눈밑 지방재배치나 하안검 성형을 선행한 후 볼륨이 주입되어야 한다. 눈밑의 단단하게 붙어 있는 조직을 충분히 풀어주어야 지방이 충분히 들어갈 수 있기 때문이다.

얼굴 윤곽선 성형의 순서

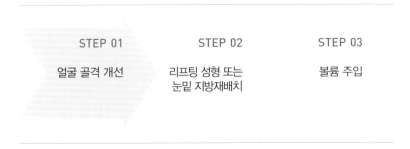

STEP 01	STEP 02	STEP 03
얼굴 골격 개선	리프팅 성형 또는 눈밑 지방재배치	볼륨 주입

지방이식 수술은 시술 후 바로 일상생활이 가능하고, 한 번의 시술을 통해 볼륨감과 피부 재생의 효과까지 가져와 이제는 보편적 시술로 자리를 잡게 되었다. 하지만 그런 지방이식도 원칙을 지켜야 만족도도 높고 효과적이라는 걸 다시 한번 강조한다.

- 내 몸의 지방세포를 이삭하는 것이므로 부작용이 없다.
- 세포 자체가 살아서 활성화되기 때문에 지속성이 높다.
- 생착이 잘 이루어진다면 반영구적으로 유지된다.

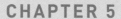

CHAPTER 5

중년의 몸매와 얼굴 색소 고민, 그냥 두고 볼 수만은 없지!

01 지방흡입 비용 왜 병원마다 다를까

▶ ▶ ▶ ▶ ▶　　비만인들의 대부분은 과다한 숫자의 지방세포를 가지고 있다. 그래서 다이어트를 해도 곧바로 원래 체중과 체형으로 돌아가는 요요현상에 직면하게 되는 경우가 많다. 이는 다이어트로 몸 속 지방세포의 크기를 줄였지만 인체는 이를 함량 미달의 지방세포라고 여겨 예전의 크기로 되돌리려는 노력을 계속하기 때문이다. 이 때문에 지방흡입술이 주목을 받는다.

단순한 살빼기가 아닌 몸매 교정을 위해 많은 사람들이 선택하는 파워 지방흡입술, 과연 단시간에 지방을 없애면서도 요요현상의 걱정을 할 필요가 없을까? 그런데 왜 병원마다 말하는 내용도 다르고 비용도 천차만별일까? 지방흡입술의 허와 실을 알아보자.

▨ 식이요법과 운동만으로는 불가능한 몸매 만들기

다이어트는 단순히 체중을 감량하기 위한 것이 아니다. 다이어트를 통해 보기 좋은 몸매를 만들려고 노력한다. 가슴이나 엉덩이 등은 볼륨을 살리고 배나 팔뚝 같은 곳의 지방은 줄여 선이 좋은 몸매가 최종 목표이다.

식이요법 등으로 다이어트를 시도하면 뱃살이나 허벅지살이 빠지기 전에 얼굴 볼살이 줄어들고 가슴이 줄어드는 경우가 많고, 다이어트 시기 중에 더 이상 감량이나 체형 변화가 일어나지 않는 때가 온다. 다이어트만으로 만족스러운 몸매를 만드는 데 한계가 있다는 것을 알기 때문에 많은 이들이 지방흡입술에 주목한다.

지방흡입 수술 대상

- 특정 부위 살이 빠지지 않는 경우
- 요요현상이 반복되는 경우
- 복부 비만으로 거동이 불편한 경우
- 하체나 상체만 유난히 살이 찐 경우

▨ 국소 비만에는 레이저 지방 성형

지방을 흡입해 몸매를 다듬는 것인데 단순히 지방흡입 수술이라고 하지 않고 '파워 지방흡입' 또는 '레이저를 이용한 지방 성형' 같은 명칭을 붙이는 데는 이유가 있다. 시술의 방법과 지방을 흡입하는 양에 차이가 있기 때문이다.

출산 후부터 누적된 복부 비만이나 타고난 체형이 하체 비만인 경우라면 다이어트나 운동만으로 날씬한 몸매를 만드는 것이 어렵다. 축적된 지방의 양이 워낙 많으니 이때는 장비의 도움을 받아 충분한 양의 지방을 안전하게 흡입하는 게 필요하다.

똥배라고 불리는 아랫배의 국소적 비만이나 팔뚝 지방, 비만형 하체 등을 교정하는 정도의 목적이라면 레이저 전 처치로 지방을 파괴하고 부드럽게 흡입하는 레이저 지방 성형이 좋다. 레이저 지방 성형은 회복 과정의 부담이 적다는 장점도 있다.

부분 또는 미니 지방흡입이나 레이저 지방 성형은 전체적인 살을 빼는 수술이라기보다 몸매 라인을 교정하는 수술이다. 적은 부위에 이루어지며 수술도 간단하고 비용도 비교적 저렴하다.

전체적인 비만 체형을 위한 지방흡입

비만 체형의 경우 축적된 지방의 양이 상당히 많다. 또한 지방이 축적되어 있는 부위가 한 부위에 국한되어 있지 않다. 정도는 달라도 지방이 넓게 퍼져 있으면서 특정 부위에 지방층이 더욱 두꺼워 도드라져 보이는 경우가 대부분이다. 이런 비만 체형인 경우에는 간단한 지방흡입으로는 무리가 있다. 간혹 전체적인 비만 체형을 고려하지 않고 특정 부위 지방만 흡입을 원하는 경우가 있다. 그러나 부분 지방흡입 수술이 시행될 경우 완성도가 떨어지고 오히려 국소적인 지방 과다 흡입과 같은 부작용도 초래할 수 있다.

전체적인 비만 체형에는 파워 지방흡입술이 필요하다. 파워 지방흡입술이란 넓은 면적의 깊은 부위까지 축적된 지방을 균일하게 빼내는 수술이다. 단순히 살을 빼는 수술이 아니라 넓은 면적을 전체적으로 골고루 지방흡입을 하여 몸매를 교정하는 수술이다.

파워 지방흡입술의 흡입되는 부위와 흡입 후

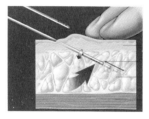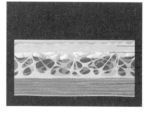

파워 지방흡입술은 피부 표피층 가까이에 있는 지방도 쉽게 제거할 수 있으며 운동으로도 잘 안 빠지는 뱃살, 허벅지살 등에 효과적이다.

▨ 파워 지방흡입술의 방법과 장점

파워 지방흡입은 단순한 음압으로 지방을 빼내는 게 아니다. 공기 압축이나 전기 동력으로 움직이는 파워 핸들에 연결된 흡입관이

2~3밀리미터의 진폭으로 분당 2000~4000회의 왕복 운동을 하며 지방만을 잘게 부수어 빼내는 원리다. 주위 혈관이나 조직의 손상을 최소화해 조직 내 출혈을 줄일 수 있다. 덕분에 수술 후 주름이나 멍이 방지되는 장점도 있다.

파워 지방흡입술은 원하는 부위의 지방만을 선택적으로 제거할 수 있을 뿐만 아니라, 많은 양의 지방을 한번에 쉽게 흡입할 수 있어 몸매 교정의 효과를 극적으로 얻을 수 있다. 또한 지방의 개체 수를 줄이고 나면 그 부위의 지방은 다시 쌓이지 않기 때문에 요요현상을 걱정할 필요가 없다.

파워 지방흡입술은 잘 안 빠지는 뱃살, 허벅지살 등 신체 특정 부위에 집중적으로 축적된 지방 제거에도 효과를 볼 수 있다.

심층부 지방뿐 아니라 표피층 가까이에 있는 지방도 쉽게 제거

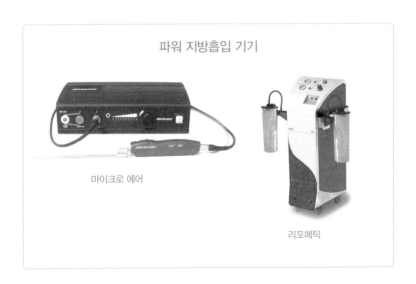

파워 지방흡입 기기

마이크로 에어

리포메틱

할 수 있다. 그러나 표피층 지방은 어느 정도 남겨두어야 피부 탄력을 유지할 수 있으므로 시술 시 이를 유념해 과도한 흡입을 주의해야 한다.

난이도가 높은 파워 지방흡입술

단순한 부분 지방흡입술을 연상하거나 '수술 장비만 좋은 것을 사용하면 되지 않나?' 하는 생각으로 간혹 파워 지방흡입술도 쉽고 간단하게 생각하는 경우가 있다. 하지만 파워 지방흡입술은 간단한 수술이 아니다.

파워 지방흡입술에서 중요한 것은 어떤 장비를 사용하느냐보다 전체적인 균형을 살리는 디자인 능력과 섬세한 기술이라고 할 수 있다. 축적된 지방을 기계로 흡입하는 게 지방흡입술의 전부가 아니기 때문이다.

파워 지방흡입술의 성공적인 수술 방법

파워 지방흡입술에서 중요한 것은 전체적인 몸매를 디자인하면서 지방흡입이 필요한 부분을 과하지 않게 흡입하며 전체적으로 균형 있고 아름다운 몸매를 만드는 일이다. 자칫하면 시술을 한 부위와 하지 않은 부위 간에 차이가 발생해 어색하거나 살이 울퉁불

툭해지는 현상을 겪을 수 있다.

체형의 전체적인 균형에 맞춰 몸매를 디자인하는 일은 전문의의 숙련된 경험과 미적 감각이 필요하다. 또한 피부와 근육 사이에 끼어 있는 지방을 제거하기 위해서는, 파워 핸들을 조작하는 수술의의 악력 등도 중요하다. 그리고 수술의가 욕심을 내어 과다 흡입이 되는 경우 피부가 얇아질 수 있어 섬세함이 중요한 수술이다.

▨ 안전한 수술과 사후관리를 할 수 있는가

파워 지방흡입술 시 노련한 경험이 요구되는 것은 안전 때문이다. 물리적으로 안전하게 지방을 흡입하는 것이 중요한 파워 지방흡입술에서 레이저는 지방이 잘 파괴되게 하기 위해 결막을 느슨하게 하는 사전 조치 역할만 할 뿐이다. 나머지는 수술의의 감각과 경험에 의해 이루어지게 된다.

흡입이 잘되었다고 하더라도 피부 탄력이 떨어지지 않게 하는 등의 사후관리도 전문적으로 이루어져야 한다. 이것이 할라이트 레이저 및 엔더몰러지 마사지 관리 등이 포함된 편안하고 안전한 회복 시스템을 갖춘 곳을 선택해야 하는 이유이다.

▨ 지방흡입량보다 균형을 살리는 미적 기술과 감각이 중요하다

안타깝게도 비용에 맞추어 지방흡입술이 이루어지는 것을 종종 볼 수 있다. 마치 종량제 개념으로 팔뚝 지방흡입은 얼마, 허벅지 지방흡입은 얼마, 하는 식이다. 지방이란 대부분 온몸에 골고루 축적된다. 특정 부위에만 축적되는 경우는 드물다. 아름다운 몸매를 디자인하기 위해선 전체적으로 균형을 살려가며 지방흡입을 해야 한다.

파워 지방흡입술은 고통 없이 아름다운 몸매를 완성하게 해준다. 그러나 만족스럽고 안전한 지방흡입이 이루어지려면, 수술의가 전체적인 균형을 살려 몸매를 디자인할 수 있는 능력과 숙련된 경험을 반드시 가지고 있어야 한다.

Beauty TIP 파워 지방흡입의 특징

- 파워 지방흡입은 숙련된 경험과 섬세한 기술로 파워 핸들을 조작할 수 있는 능력이 뒷받침되어야 전체적으로 아름다운 몸매를 완성할 수 있다.
- 어느 각도에서 봐도 자연스럽고 이상적인 바디 라인을 만든다.
- 특정 부위에 지방이 많고 체형 교정 효과를 원하는 경우에 적합하고 안전하다.
- 완성도가 높으며 회복이 빠르고 멍, 붓기, 흉터 등이 적다.

02 레이저 토닝 치료 효과를 결정하는 포인트는

▶ ▶ ▶ ▶ ▶ ▶   동안의 요소라고 하면 빼놓을 수 없는 게 피부이다. '피부 미인'이라는 말이 있을 정도로 맑고 깨끗한 피부는 동안의 기본요소 중 하나이다. 그래서 동안 성형을 하는 성형외과에서도 레이저를 이용한 피부 치료를 하는 경우가 많아졌다. 그래서인지 '성형외과에서 하는 피부 레이저 치료와 피부과에서 하는 것이 어떻게 다른가?' 하는 질문을 종종 받는다.

성형 전문의의 관점에서 본 피부 치료에 대한 이야기를 해보려고 한다.

피부 고민, 어떤 것이 있을까

피부 고민은 대체적으로 피부색(피부톤, 색소 개선, 잡티 등)과 피부 질감(탄력 등) 두 가지로 나뉜다.

먼저 피부색에 관한 고민을 살펴보자. 피부는 진피와 표피로 구분할 수 있다. 색소 문제는 주로 표피에서 발생하며 비교적 쉽게 해결할 수 있다. 하지만 진피성 색소 문제는 해결이 간단하지 않다.

표피나 진피 상부에 국한된 색소 문제는 잡티, 주근깨, 검버섯 등이다. 진피성 색소 문제는 오타모반과 기미가 대표적인데 진피성 색소는 피부 깊게 위치하기 때문에 접근이 어렵다. 그래서 기미로 고민하는 경우 치료가 쉽지 않다는 점에 좌절하기도 한다.

색소 문제이든 질감 문제이든 피부 건강은 진피 조직의 건강함에 달려 있다고 해도 과언이 아니다.

레이저를 이용한 색소 치료

색소 치료는 기본적으로 어두운 색에 반응하는 단파장 레이저를 이용한다. 피부 깊숙이 레이저를 쏴서 색소를 파괴하고 옅게 하여 피부색을 개선한다. 레이저 토닝은 일반적으로 엔디야그(Nd:YAG)라고 불리는 레이저를 사용하는데 532nm(나노미터)와

1064nm 두 개의 파장을 선택하여 조사한다.

기미와 같이 진피에 위치한 색소는 일반적으로 레이저 토닝으로 통칭되는 1064nm 파장의 엔디야그 레이저로 시술한다. 1064nm 파장은 색소에 대한 선택성이 뛰어난 파장은 아니다. 하지만 피부 깊숙이 투과하여 들어가는 특성이 뛰어나 색소 치료의 기본 파장으로 사용한다.

투과력이 중요한 이유는 레이저 토닝 시술 자체가 진피층에 있는 멜라닌 색소를 깨뜨려서 색소가 침착된 병변이나 기미 같은 색소의 농도를 조금씩 줄여나가는 치료이기 때문이다.

레이저 파장별 특징과 적절성

1064nm 엔디야그 레이저는 색소 선택성이 높지는 않지만 진피 속까지 도달해 어두운 색에 반응한다. 딱지가 생기지 않고 피부 투과율이 높아 진피성 색소 문제를 치료하는 가장 안전한 방법이다.

532nm 엔디야그 레이저는 색소 선택성이 매우 좋다는 장점이 있다. 하지만 너무 예민해서 점이 아닌 빨간색 혈관에도 반응하는 등 안전 범위가 좁다는 치명적인 단점이 있다. 모든 시술에서 우선되어야 하는 것은 안전이다. 따라서 532nm 엔디야그 레이저는 매우 조심스럽게 사용되는 편이다.

색소의 깊이에 따라 치료는 어떻게 달라질까?

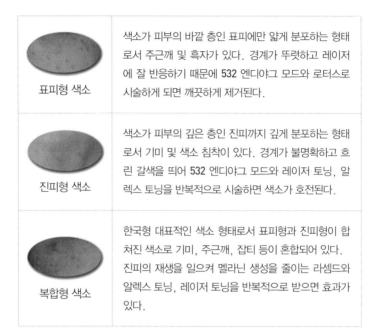

표피형 색소	색소가 피부의 바깥 층인 표피에만 얇게 분포하는 형태로서 주근깨 및 흑자가 있다. 경계가 뚜렷하고 레이저에 잘 반응하기 때문에 532 엔디야그 모드와 로터스로 시술하게 되면 깨끗하게 제거된다.
진피형 색소	색소가 피부의 깊은 층인 진피까지 깊게 분포하는 형태로서 기미 및 색소 침착이 있다. 경계가 불명확하고 흐린 갈색을 띄어 532 엔디야그 모드와 레이저 토닝, 알렉스 토닝을 반복적으로 시술하면 색소가 호전된다.
복합형 색소	한국형 대표적인 색소 형태로서 표피형과 진피형이 합쳐진 색소로 기미, 주근깨, 잡티 등이 혼합되어 있다. 진피의 재생을 일으켜 멜라닌 생성을 줄이는 라셈드와 알렉스 토닝, 레이저 토닝을 반복적으로 받으면 효과가 있다.

▨ 잡티, 적합한 레이저 시술 따로 있다

최근에는 색소 선택성이 뛰어나지만 안전 범위가 조금 더 넓은 루비 레이저(Ruby Laser)나 알렉산드라이트 롱 펄스 레이저(Alexandrite Long pulsed Laser)로 복합 치료를 하기도 한다. 하지만 엔디야그 레이저가 색소 치료의 기본인 것은 변하지 않고 있다.

잡티나 주근깨 등 표피성 색소의 경우에는 IPL(Intense Pulsed Light),

루비 레이저, 532nm 엔디야그 레이저 등이 사용된다. IPL은 주근깨 등의 잡티에 효과가 좋다고 해서 열풍이 불었던 시술이다. 하지만 IPL로만 효과를 얻으려면 무리하게 강도를 높여야 하는데 그럴 경우 화상이나 기미, 색소 침착 등의 부작용이 생길 수 있다. 그래서 최근에는 IPL보다 레이저 토닝이 더 많이 시술되는 분위기이다.

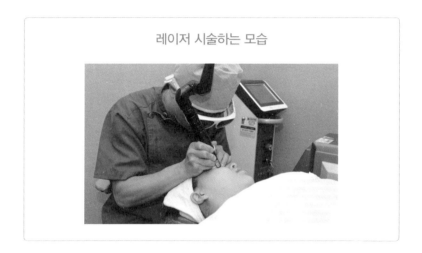

레이저 시술하는 모습

▨ 레이저 시술의 효과를 높이는 강약 순서

기미, 주근깨, 잡티, 검버섯 등의 피부 문제는 대부분 하나의 색소 질환이 아닌 복합적으로 문제가 혼재한 경우가 대부분이다. 그러므로 피부 색소 치료는 병변의 깊이와 종류를 정확하게 구분해 특성에 맞게 적절한 치료를 적용해야 한다.

또한 효과적인 치료가 이루어지기 위해서는 레이저 사용 시 적절한 파장의 선택과 함께 레이저 조사량의 강약 조절이 매우 중요하다. 효과를 높이기 위해 비법으로 '강 → 약 → 약 → 약'의 순으로 조사한다. 여기서 '강'의 강도는 루비 레이저나 532nm 엔디야그 레이저의 사용을, '약'의 강도는 1064nm 엔디야그 레이저의 사용을 말한다. 먼저 표피성 색소나 복합된 색소를 '강'의 에너지로 정확하고 확실하게 제거하되, 과하지 않은 에너지로 살짝 표피성 색소를 없애줘야 한다.

▨ 레이저 토닝으로 잡티 고민을 깔끔하게 날린다

대부분의 경우 복합 혼재된 색소를 치료할 때 과감하게 색소 선택성이 높은 레이저를 넓은 범위에 사용하기를 주저하는 경우가 많다. 왜냐하면 표피성 색소의 깊은 곳에는 기미 색소도 함께 있을 수 있기 때문이다. 잘못 건드렸다간 멜라닌 세포의 반격이 일어날 수 있기 때문이다. PIH라고 불리는 급성 색소 침착이 생길 수 있으므로 섬세하고 경험이 많은 전문의에게 시술을 받기를 적극 권한다.

에너지 조절만 잘 할 수 있다면 표피 색소만 잘 떨어뜨리고 이후 레이저 토닝을 일주일 단위로 촘촘하게 시술받으면 색소 치료의 속도가 매우 빨라질 수 있다.

'약'이라고 표현된 1064nm 레이저 토닝은 피부 깊숙이 위치한 색소를 추가로 파괴하면서, 먼저 시행된 '강'한 색소 파장의 효과를 잘 마무리하고 다지는 역할도 하게 된다.

레이저의 파장 에너지를 이해해야 한다

특히 레이저 토닝 시술 시 각 파장의 특성과 치료 효과에 대한 냉정한 판단하에 '강(強)'한 에너지 파장의 과감한 사용과 적절한 후속조치 및 적극성이 바로 성형외과 전문의의 강점이 아닐까 한다. 피부 색소의 효과적 치료는 레이저 성능도 중요하지만 시술자의 치료 의지에 대한 분명함이 치료의 효과 범위와 치료 기간을 좌지우지한다고 생각한다.

최근에는 레이저 장비도 눈부시게 발전하여, 레이저 토닝 시술과 함께 롱펄스 파장의 레이저를 적절히 함께 사용하여 치료가 힘든 혈관성 색소 침착이나 반응성이 떨어지는 진피성 색소 치료를 병합 요법으로 해결하기도 한다. 즉, 기존의 1064nm 엔드야그 파장을 이용하는 '레이저 토닝' 과 롱펄스 엔디야그 파장의 '제네시스토닝', 그리고 롱펄스 알렉산드라이트 파장의 '알렉스 토닝'을 함께 반복·규칙적으로 동시에 사용하는 치료 방법이다. 더 복잡해진 만큼 치료 옵션도 그만큼 많아진 셈이다.

확실한 변화를 선호하는 성형 전문의로서 똑같은 레이저 기기를 사용한다고 해도, 효과를 보기 위해서는 수술의의 문제 해결 의지가 중요하다고 생각한다. 아무리 좋은 레이저 기기도 레이저의 특성을 잘 이해하고 출력되는 에너지 자체를 효과적으로 사용하지 않으면 효용이 떨어지게 되는 것은 당연하다. 진단도 잘 해야 하지만 레이저의 안전 범위를 잘 이해하지 못해 두려운 마음으로 사용을 주저한다면 결과적으로 만족을 얻기 어려울 수 있다.

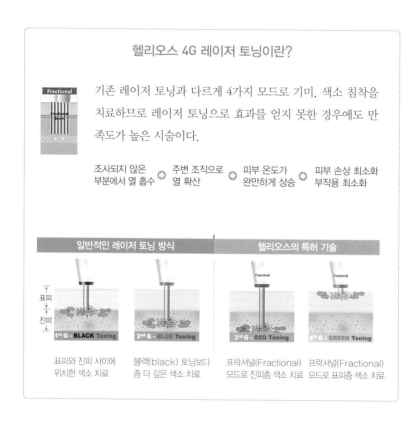

헬리오스 4G 레이저 토닝이란?

기존 레이저 토닝과 다르게 4가지 모드로 기미, 색소 침착을 치료하므로 레이저 토닝으로 효과를 얻지 못한 경우에도 만족도가 높은 시술이다.

조사되지 않은 부분에서 열 흡수 ⇒ 주변 조직으로 열 확산 ⇒ 피부 온도가 완만하게 상승 ⇒ 피부 손상 최소화 부작용 최소화

일반적인 레이저 토닝 방식 | **헬리오스의 특허 기술**

표피 / 진피

1st G - BLACK Toning
2nd G - BLUE Toning
3rd G - RED Toning
4th G - GREEN Toning

표피와 진피 사이에 위치한 색소 치료 | 블랙(black) 토닝보다 좀 더 깊은 색소 치료 | 프락셔널(Fractional) 모드로 진피층 색소 치료 | 프락셔널(Fractional) 모드로 표피층 색소 치료

헬리오스 4G 레이저 토닝 특징

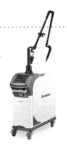

- 멜라닌 색소가 활발한 동양인의 기미 치료에 적합하다.
- 진피 깊숙이 침투하여 잔주름 개선, 모공 축소,
  여드름 개선 등의 효과가 있다.
- 피부 조직의 손상 없이 피부결과 피부톤을 맑고
  환하게 하는 효과가 있다.
- 통증이 거의 없고, 색소 침착 등 부작용 발생 우려가 적다.

03 자연스러운 물방울 모양의 가슴, 근막 밑의 숨은 공간을 노려라

▶ ▶ ▶ ▶ ▶　여성적 매력을 상징하는 대표적인 부위인 가슴. 자연스럽고 아름다운 가슴 성형을 꿈꾸면서도 '아프지 않을까?' '실패하면 어떻게 하지?' 하는 두려움으로 도전하지 못하는 경우가 많다. 일단 알아야 성공할 수 있다. 자연스러운 모양의 가슴은 어떤 보형물을 이용해 어떤 방법으로 시술을 해야 하는지 알아보자.

▨ 가슴 모양을 결정하는 코젤백의 장점

서양에서의 가슴 성형은 확대보다는 모양을 예쁘게 하려는 경우가 많다. 이에 비해 동양에서는 풍만한 가슴에 대한 요구가 많다.

풍만한 가슴을 만들기 위해서는 보형물의 삽입이 필수적이다. 보형물의 모양과 재질은 성형 가슴의 모양과 질감을 결정한다. 과거에는 생리식염수를 이용한 보형물이 주를 이루었지만 최근에는 코히시브젤(코젤)이라는 성분의 보형물이 사용된다.

코젤백은 생리식염수백을 사용했을 때보다 촉감이 훨씬 자연스럽다. 그리고 사이즈와 모양이 다양하다는 장점이 있다. 표면의 재질도 좋아지면서 구형구축현상의 발생도 줄어들었다고 보고되고 있다. 구형구축현상이란 가슴 속에 있는 보형물을 따라 상처 부위가 조여져, 전체적인 가슴의 촉감이 딱딱해지고 이상한 볼륨감이 나타나는 것을 말한다.

코젤백 안에 든 젤은 서로 엉기는 특성을 가지고 있어, 백이 터졌을 경우 젤의 형태로 뭉치기 때문에 제거가 쉬워 실리콘 유출의 부작용이 거의 없다. 최근에 논란이 되고 있지만 아직 안전성에는 문제가 없다는 게 학계의 공식적인 의견이다.

가슴 성형에 사용되는 코젤백

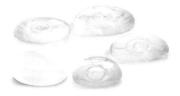

코젤백은 생리식염수백보다 자연스러운 촉감으로 사이즈와 모양이 다양하다.

▨ 어떤 타입을 선택할까? 스무스 타입 VS 텍스처 타입

코젤백은 표면 처리 방식에 따라 평면이 매끈한 스무스(smooth) 타입과 감촉이 있는 텍스처(taxture) 타입으로 분류된다.

스무스 타입은 표면이 얇고 감촉이 부드러우며 움직임이 자연스럽다는 특징이 있다. 텍스처 타입은 표면이 거친 보형물로 구형 구축 같은 부작용 위험이 덜하다고 한다. 두 타입이 각각 다른 특성을 가지고 있지만 우월한 점은 크게 없다는 게 학계의 정론이다. 다만 타입에 따라 수술 방법과 보형물이 자리 잡는 과정이 약간 다르다고 보면 된다.

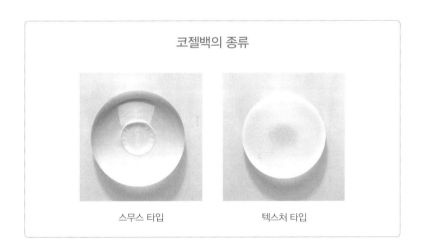

코젤백의 종류

스무스 타입   텍스처 타입

▨ 어떤 모양을 선택할까? 물방울형 VS 라운드형

보형물은 모양에 따라서는 라운드 보형물과 물방울 보형물로 나눌 수 있다. 최근에는 물방울 모양 보형물로 더 자연스럽고 예쁜 가슴 성형을 할 수 있을 것 같아 인기를 끌고 있다. 하지만 모든 가슴 성형에 완벽한 것은 아니다. 가슴 조직이 약간 처져서 유두 위치가 내려와 있어 가슴 윗부분이 없고 전체적으로 볼륨이 적을 때는 라운드 보형물이 더 적합하다.

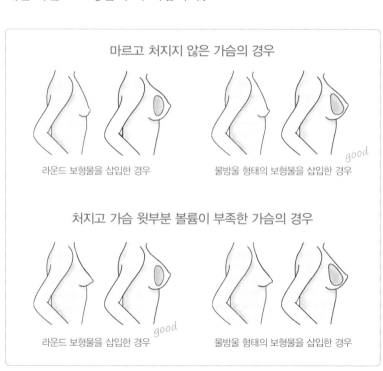

마르고 처지지 않은 가슴의 경우

라운드 보형물을 삽입한 경우   물방울 형태의 보형물을 삽입한 경우   *good*

처지고 가슴 윗부분 볼륨이 부족한 가슴의 경우

라운드 보형물을 삽입한 경우   *good*   물방울 형태의 보형물을 삽입한 경우

▨ 보형물에 맞는 최적의 성형 방법

가슴 성형에선 어떤 보형물을 사용하느냐도 중요하지만 보형물에 맞는 최적의 성형 방법을 어떻게 구사하느냐도 핵심적이다. 가슴 성형수술은 보형물의 삽입 위치에 따라 대략 다음과 같은 네 가지 방법으로 구분할 수 있다.

1. 유선 하 삽입법

수술이 쉬우며 가슴 모양이 자연스럽고 가슴의 움직임이 비교적 좋다는 장점이 있다. 그러나 구형구축현상 발생률이 높으며 수술 후 유방암 검진에 다소 어려움이 있다. 최근에는 거의 하지 않는다.

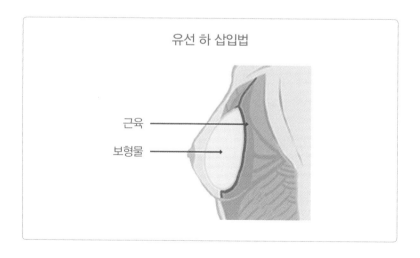

유선 하 삽입법

근육

보형물

2. 대흉근 근육 하 삽입법

보편적으로 많이 하는 방법이다. 보형물의 윤곽이 좀 더 부드럽게 표현되고, 출산 후 수유가 가능하다. 그리고 유방암 검진 시 영향을 미치지 않고 구형구축현상 발생률도 적다. 그러나 근육의 움직임에 따라 보형물의 움직임이 생기기 때문에 운동을 많이 하는 사람에게는 불편할 수 있다. 또한 가슴 밑 주름이 심하거나 가슴이 많이 처진 경우에는 수술 결과가 약간 부자연스럽게 보일 수도 있다.

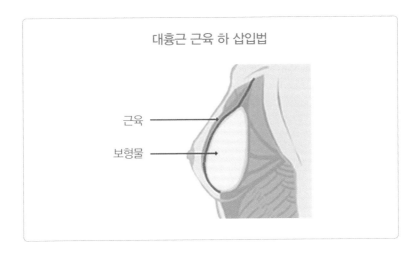

3. 근막 하 삽입법

유선 하 삽입과 근육 하 삽입의 장점을 모두 갖추고 있어 모양 면에서나 구축 면에서 유리한 점이 많다. 다만 피부가 너무 얇은 경우에는 보형물이 만져질 수 있고, 보형물을 위치하게 하는 포켓을 만드는 데 출혈 가능성이 있어 수술 난이도가 높은 편이다. 수술 후 통증이 거의 없고 마사지하기가 쉬워 회복도 빨라 일상생활로 쉽게 복귀할 수 있다.

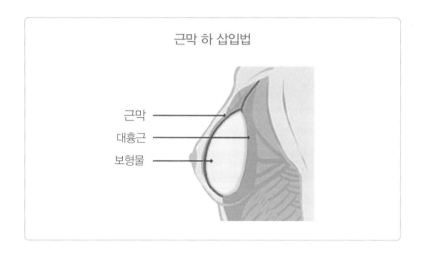

근막 하 삽입법

근막
대흉근
보형물

4. 이중 평면 삽입법(Dual Plane)

보형물을 가슴의 중상부는 대흉근 아래에, 중간 부위는 근막 아래에, 가슴하부 밑 주름 부위는 유선 아래에 위치시키는 방법이다. 작고 처진 가슴을 자연스럽게 확대하는 데 효과적이다. 근육 하 삽입법의 단점을 보완한 방법으로 가슴 밑선의 포켓을 확실하게 마무리하고 윗가슴의 볼륨을 약간 증강시키기에 유리하다.

다만 대흉근 근육의 끝단을 절제해야 하므로 매우 적극적인 수술 방법이라고 할 수 있다. 가슴 밑선 절개 시 많이 시도되는 방법이다.

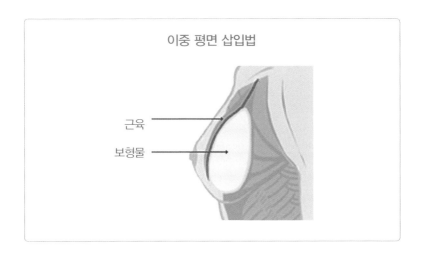

이중 평면 삽입법

근육

보형물

▨ 절개선의 위치 어디가 적합한가?

보형물의 선택만큼 절개선의 위치도 가슴 성형에서 많이 고민하
는 부분이다. 보형물을 삽입하기 위해 절개하는 부위는 가슴 밑
선, 겨드랑이 그리고 유륜 둘레이다. 각각의 장단점이 있고 적합
여부가 다르니 전문의와 상담하여 결정하여야 한다.

1. 가슴 밑선 절개

가슴 밑선으로 보형물을 삽입할 경우 일반적으로 텍스처 타입
의 물방울 모양이나 라운드 모양의 보형물을 사용한다. 그리고 마
사지할 공간의 여유 없이 딱 알맞게 공간을 만드는 게 수술의 핵
심이다. 수술 과정이 간단하고 보형물이 회전하지 않도록 포켓을
작게 해야 하므로 수술 방법상 마사지를 할 수도 없다. 간혹 가슴

밑선을 절개할 경우 마사지가 의미 없다거나 마사지를 할 필요가 없다고 하기도 하는데, 이는 과장된 것이다.

2. 겨드랑이 절개

흉터에 대한 거부감으로 겨드랑이 절개선을 통한 가슴 성형을 선호하는 사람도 많다. 겨드랑이 절개선을 통할 경우에 최근에는 근육 하 삽입법보다 근막 하 삽입법을 선택하는 게 여러 모로 장점이 더 많은 것 같다. 우리나라 여성들의 경우 가슴이 작으면서도 유두와 가슴 밑선까지 거리가 짧은 경우가 대부분이기 때문이다.

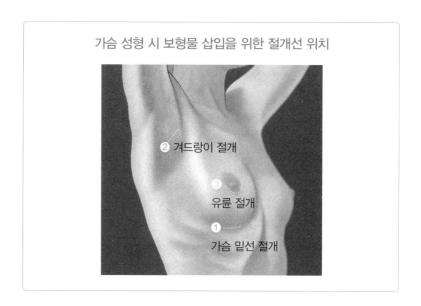

3. 유륜 절개

유륜 부위는 상처가 잘 안 보일 수 있는 부위이기는 하나 최근에는 많이 시행되지 않는 방법이다. 코히시브젤 보형물이 등장한 이후 최소한의 적지 않은 절개선이 필요한 수술의 특징 때문이다. 약간 탈색이 되는 흉터가 생길 수 있고, 유륜이 작은 사람은 선택이 불가능할 수도 있지만, 직업상 겨드랑이 노출이 많은 모델이나 유륜이 넓어서 축소술이 필요한 경우, 심하게 처진 가슴을 확대하는 경우에는 여전히 좋은 선택이 될 수 있다.

▨ 근막 하 삽입술과 시크릿 포켓

근막 하 삽입술이란 겨드랑이 절개선을 통해 근육을 덮고 있는 얇고 질긴 근막 사이의 숨은 공간(시크릿 포켓) 안에 보형물을 삽입하는 방법으로 가슴의 움직임과 퍼짐이 자연스럽게 된다.

수술 후 가슴 모양에 직접적인 영향을 미치므로 겨드랑이 절개를 통해 수술을 할 경우 겨드랑이로부터 먼 가슴 밑선까지 접근해서 충분한 가슴 밑 포켓을 안전하게 확보하는 게 쉽지 않다. 대흉근 근육 크기가 사람마다 다르고 혈관 등이 발달했기 때문에 출혈 등 부작용과도 연관되는 만큼 근육 하 삽입법은 이중 평면으로 하지 않는 한 충분한 포켓을 안전하게 만들기가 쉽지 않다. 또한 출혈 가능성도 어느 정도 있는 편이다.

근막 하 삽입법은 겨드랑이 부근에서 근막과 근육 사이를 분리하는 과정이 쉽지 않다. 그렇지만 가슴 밑선 부근에서 포켓을 만드는 과정에서 근육을 자르는 과정 자체가 없기 때문에 출혈이 거의 발생하지 않고 충분한 가슴 밑선 하방의 포켓을 만드는 게 어렵지 않게 가능하다. 즉, 새로운 가슴 밑선을 만들기 쉬워 풍만하고 예쁜 가슴 모양을 만들 수 있다. 그래서 '시크릿 포켓'이라고도 부른다.

겨드랑이 절개이기 때문에 흉터가 적은 것도 부담감을 상당히 없애는 요소다. 겨드랑이 절개선을 통한 근막 하 삽입법은 근육과 근막 사이를 분리하는 과정 자체가 좀 까다로워 의사들이 선호하는 방법은 아니다. 하지만 수술 결과가 뛰어나고 근육 통증이나 팔 움직임에 따른 영향이 거의 없기 때문에 좀 더 편하게 자리 잡는 느낌이 있다. 따라서 완성도 있게 구사된다면 만족도가 높은 수술법이다.

근막 하 삽입술의 장점

- 근육과 근막 사이의 숨은 공간에 섬세하게 보형물 안치
- 근막 손상 없이 절제를 해서 출혈이 적고 빠른 회복
- 얇고 튼튼한 근막의 특성으로 누웠을 때, 공기밥 모양이 아닌 퍼져 보이는 자연스러움
- 내 가슴 같은 부드러운 촉감과 자연스러운 움직임

❶ 겨드랑이를 통한
　근막 하 삽입술
　(라운드 &
　　스무스(smooth) 타입)

❷ 가슴 밑선을 통한
　이중 평면 삽입술
　(물방울 모양 &
　　텍스처(textured) 타입)

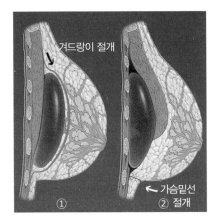

겨드랑이 절개

① 　② 절개

← 가슴밑선

04 자신감 상승을 위한 선택! 액취증, 여유증, 부유방 성형

▶ ▶ ▶ ▶ ▶ ▶ 날이 더워지면 고민이 커지는 사람들이 있다. 바로 액취증이나 여성형 유방증(여유증), 부유방 고민이 있는 사람들이다. 남들에게 터놓고 상담하기가 민망한 증상이라 혼자 고민만 하는 경우가 많다. 인터넷 검색 등으로 정보를 찾아보기도 하지만 수술 부작용 등의 걱정으로 쉽게 수술을 결정하지 못하기도 한다.

액취증, 여유증, 부유방 수술은 보통 땀이 많이 나고 옷이 얇아지는 더운 계절에 고민을 많이 하지만 수술은 덥지 않은 계절에 하는 것이 좋다.

▨ 액취증, 고약한 냄새가 나는 이유는

먼저 액취증에 대해 알아보자. 액취증이란 겨드랑이에 주로 분포하는 아포크린 땀샘에서 분비된 땀이 피부 표면의 세균에 의해 분해될 때 악취가 나는 증상을 말한다.

　액취증과 다한증을 혼동하는 경우도 있지만, 다한증은 자율신경의 불균형으로 겨드랑이나 손, 발 등 특정한 부위에서 물 같은 땀이 과다하게 분비되는 것을 말한다. 다한증인 경우 땀이 많아도 냄새가 나지 않는다. 액취증을 유발하는 아포크린 땀샘에서 나오는 땀은 지방 성분이 많아 피부 표면에 있는 세균에 의해 분해가 되면서 악취가 나게 된다.

액취증의 원인

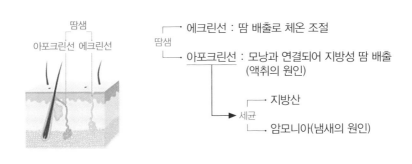

아포크린 땀샘을 제거하라.

액취증 치료의 핵심은 물리적으로 아포크린 땀샘을 제거하는 방법이다. 아무리 열심히 씻고 살균제나 국소 항생제 등을 써도 액취 제거가 되지 않는 경우에는, 근본적 치료를 위해 외과적 수술이 필요하다.

땀샘은 단단하고 질기게 피부에 붙어 있어 레이저만으로 파괴하기가 힘들다. 그래서 일반적으로 땀샘 흡입술이라고 하는 리포셋 흡입술과 땀샘 절제술이 함께 적용된다. 리포셋 흡입술은 흡입관을 삽입해 땀샘을 제거하지만 완전한 제거는 되지 않기 때문에 결국 직접 땀샘 조직을 제거하는 추가 과정이 필요하다. 사실 이 과정이 더 중요하고 시술자의 꼼꼼한 마무리에 따라 재발률도 다르고, 잘 마무리되면 만족도가 높은 수술이다.

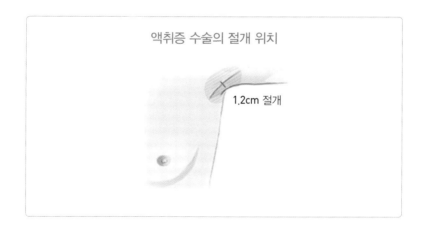

액취증 수술의 절개 위치

1.2cm 절개

절개선의 최소로 만족도를 높이자.

절개선의 길이도 수술 만족도에 영향을 미친다. 시술자에 따라 다르지만, 1.2센티미터 정도의 절개창 한두 개면 충분히 마무리할 수 있다. 절개창이 크면 수술하기는 편하지만 사춘기 나이의 학생이 수술하는 경우가 많기 때문에 흉터의 크기에 신경을 써야할 부분이다.

액취증 수술의 성공 포인트

· 리포셋 흡입술과 땀샘 절제술을 함께 한다.
· 최소 절개로 흉터를 작게 해 만족도를 높인다.

▨ 여성형 유방증

여유증이라고 불리는 '여성형 유방증'은 남성에게 발생하는 유방 질환이다. 단순한 지방 때문이 아니라 가슴의 유선 조직이 발달하여 여성처럼 가슴이 불룩해지는 증상이다. 후유증이 없는 완벽한 치료를 위해서는 최소 절개를 통해 불룩하게 나온 유방 조직을 완벽하게 제거해야 한다.

여유증이 심하지 않고 지방의 축적이 대부분이라면 지방흡입술만으로도 간단히 교정이 가능하나 수술을 고려할 정도면 유방의 크기가 크고 유선 조직의 비대가 대부분 동반된 상태이기 때문에 지방흡입술만으로는 큰 효과를 거두기 힘들다.

따라서 이런 경우에는 먼저 지방흡입술을 통하여 지방 조직을 깔끔하게 제거함과 동시에 유륜 근처의 작은 절개창을 내어 남아 있는 유선 조직을 제거해주어야 한다.

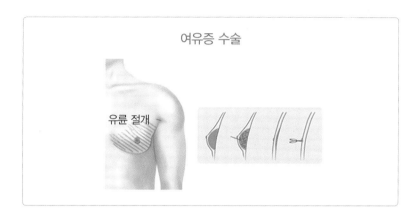

여유증 수술

유륜 절개

▨ 부유방이란 무엇인가

부유방이란 여성에게 해당되는 증상으로 양쪽 가슴의 유방 외에 겨드랑이 근처에 유방 조직이 있는 현상이다. 자연적으로 퇴화되었어야 할 유선 조직이 남아 발달하여 튀어나온 것이다. 가장 흔하게 생기는 곳은 겨드랑이인데, 미용 면에서 신경이 쓰일 뿐 아니라 통증이나 위생적인 문제가 유발되기도 한다.

효과적인 부유방 수술을 위해 가장 신경 써야 할 것은, 완전한 조직 제거와 마무리라고 할 수 있다. 생각보다 유방 조직이 광범위하고 깊게 자리 잡고 있는 경우가 많아 지방흡입만으로는 제거가 힘들고 겨드랑이 절개선을 통해 유선 조직을 완전히 제거하는 과정이 필요하다.

부유방 제거 수술은 이렇게

부유방 수술은 먼저 지방흡입 장비를 사용해 넓은 범위의 지방 조직의 볼륨을 감소시킨다. 그런 다음 3~4센티미터 정도의 미세 절개로 남아있는 유선 조직과 지방 조직을 제거한다. 절개창이 작지 않지만 겨드랑이 주름 위로 절개하기 때문에 흉터에 대한 부담감은 적은 편이다.

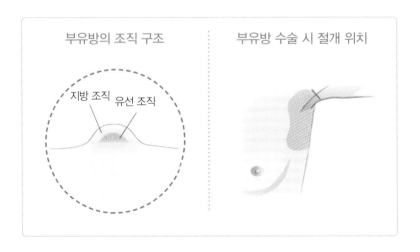

부유방의 조직 구조 　　　부유방 수술 시 절개 위치

지방 조직　유선 조직

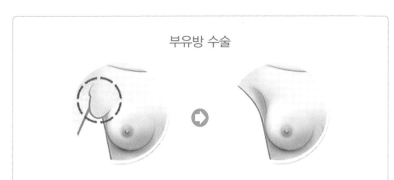

부유방 수술

부유방은 유선 조직이 많이 남는 겨드랑이 쪽이어서 그 부분에 뭉쳐 튀어나오는 증상이다.

▨ 말 못할 고민 의사에게 털어놓자

액취증과 여유증, 부유방처럼 남에게 말 못한 고민을 갖고 있는 사람들에게 성형 전문의로서 이렇게 이야기해주고 싶다.

"고민만 하지 말고 병원을 찾아 정확하게 진단을 받고 수술 과정에 대해 설명을 들어보세요. 회복 및 흉터의 크기 등을 충분히 알고 결정하시면 됩니다."

환자의 상태에 따라 진단도 달라지고 수술 방법도 달라질 수 있으므로, 무엇보다도 수술 전 진찰과 상담을 통하여 환자의 상태에 따라 적합한 치료 방법을 선택하게 되므로 경험 많은 전문의를 찾아 상담을 받아보는 것이 필요하겠다.

에필로그

사실 책을 내기까지는 많은 두려움과 망설임이 있었습니다. 내가 뭐 잘난 인간이기에 책까지 쓰나, 괜히 모난 돌이 정 하나 더 맞는 다고 하는데 SNS도 발달한 요즘 같은 시대에 괜한 도전을 하는 것 이 아닌지 하는 걱정이 들었습니다.

하지만 글을 하나하나 써나가면서, 한 인간이 전문직에 종사하 며 열심히 살아온 핵심 내용과 경험을 기록해두는 것도 나쁘지 않 겠다는 생각이 들었습니다. 제가 걱정하기에는 이미 너무 많은 책 이 존재하고, 수많은 블로그와 SNS에 각종 정보들이 넘쳐나기에 제 생각이 너무 소심한 것은 아닌가 하는 기우도 들었습니다.

상담을 하면 많은 분들을 만납니다. 예민한 고객, 어린 딸의 성화에 어쩔 수 없이 오신 고객, 정확하게 딱딱 떨어지는 비교 정보만을 원하는 고객, 이해를 시키기 위해 여러 번 설명해드려야 하는 고객, 생각이 확고해서 본인 판단을 증명하고 싶어 하는 고객, 불행한 개인사에 충동적으로 성형수술을 결정하시려는 고객 등등.

매우 다양한 고객들과의 만남은 저의 정신적 에너지 소모를 필요로 합니다. 하지만 사람 심리에 대한 이해도 그만큼 함께 늘어나게 되면서 저라는 사람이 인간적으로 조금 더 성숙하고 발전하는 느낌도 듭니다.

확실한 것은 환자나 고객분들 모두는 의사의 따뜻하고 긍정적인 표현과 자상한 사전 설명을 좋아한다는 것입니다. 결국 그래서 성형외과 의사의 삶은 전형적인 서비스직이기도 한 것 같습니다. 또 전문직이기에 끊임없이 노력하고 공부해야 하고요.

이 책이 나오기까지 많은 도움을 주신 김향선 팀장님, 이승하 디자이너, 김두미 실장님께 감사의 말씀을 전합니다.

한 번의 성형수술 평생을 좌우한다
두렵지만 예뻐지고 싶은 당신에게

초판 1쇄 인쇄 | 2018년 09월 20일
초판 1쇄 발행 | 2018년 09월 27일

지은이 | 김인규
펴낸이 | 최화숙
기 획 | 엔터스코리아(책쓰기 브랜딩스쿨)
편 집 | 유창언
펴낸곳 | **아마존북스**

등록번호 | 제1994-000059호
출판등록 | 1994. 06. 09

주소 | 서울시 마포구 월드컵로8길 72, 3층-301호(서교동)
전화 | 02)335-7353~4
팩스 | 02)325-4305
이메일 | pub95@hanmail.net | pub95@naver.com